10キロ痩せて仕事効率も上がる

糖質デトックス

一生太らない7つのルール

三浦卓也

主婦の友社

序章

「糖質デトックス」ビフォー・アフター集

CASE
01

太る原因を探って10キロ減。痩せるカギは糖質！

三浦卓也（38歳）

暴飲暴食、睡眠不足などの太る条件が一とおりそろった生活をしていたのですが、30歳までは全く太りませんでした。しかし30代になってからは如実に太りだし、気づけば4年で10キロの大増量。

学生時代にはハードな運動部所属だったので、運動すれば痩せるだろうと、ランニングやキックボクシングなど運動を頑張りました。でも運動を頑張った安心感から、逆にもっと食べるようになってしまい、全然痩せませんでした。

糖質制限とケトジェニックダイエットのことを知って太る原因を考え、自分なりに「糖質デトックス」をやってみたところ、1カ月で4キロ、3カ月で7キロ痩せました。

最初は「ダイエットするなんて意識高いね〜」と冷やかされていましたけど、1年で10キロ痩せたころには「僕もやろうかな」なんてみんなに言われました。痩せてから実は仕事効率もアップ。それは第5章で詳しくご紹介します！

「糖質デトックス」ビフォー・アフター集

BEFORE	AFTER

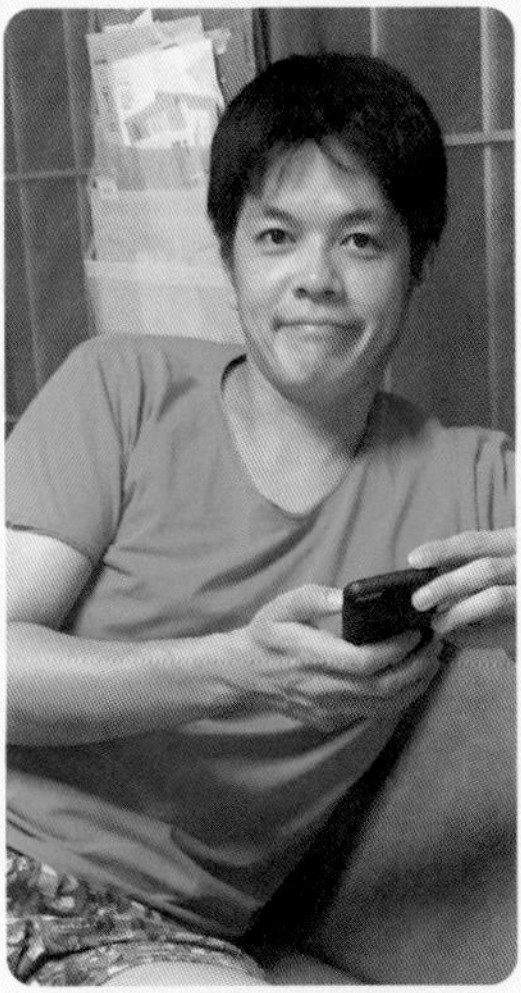

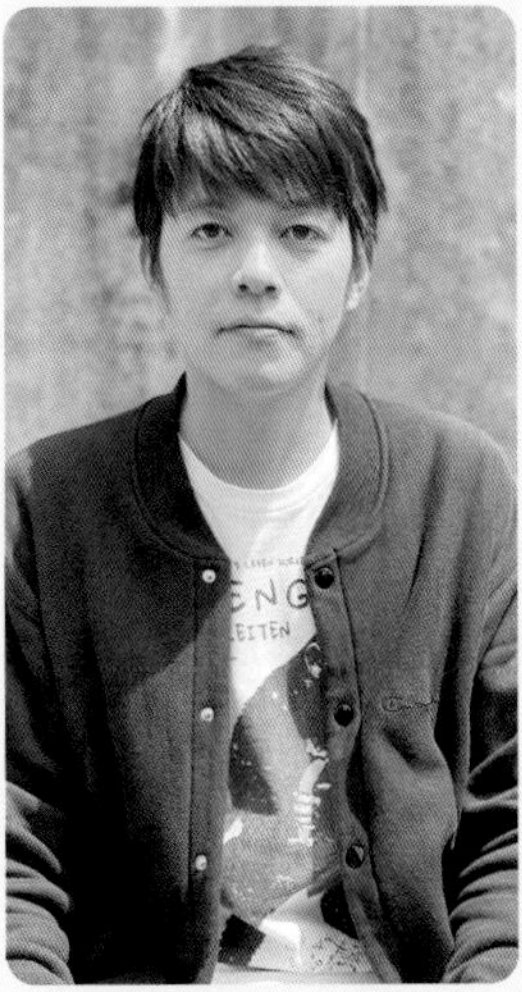

体重 −10kg

ウエスト −12cm

体重	78kg	›››	68kg
ウエスト	90cm	›››	78cm
身長	177cm		

CASE 02

写真を見て痩せることを決意。食事を見直して38キロ減！

かずちゃさん（54歳）

ダイエットのきっかけは、娘の卒業式に一緒に撮った写真が太りすぎていたこと。娘に申しわけなくて悲しくなり、ダイエットをスタートしました。

まずは7日間、徹底した「糖質デトックス」を開始。つらいのは停滞期と糖質制限で食べられるものが限られていて、ちょっと気がゆるんで糖質食べると反動がすごくてつらかったです。

達成するために頑張ったのは、情報収集と勉強。糖質を減らすことで痩せるメカニズムや栄養学。糖質デトックスのアドバイスを三浦さんにもいろいろ聞きながら、めっちゃ勉強しました。

あとはツイッターで体重と食べたもの、トレーニング報告を欠かさずやりました。個人的に記録することはすごく重要でした。

1年半、糖質デトックスを続けて体重はマイナス38・6キロ。周囲からも「きれいになったね」と言われてうれしいです。

BEFORE

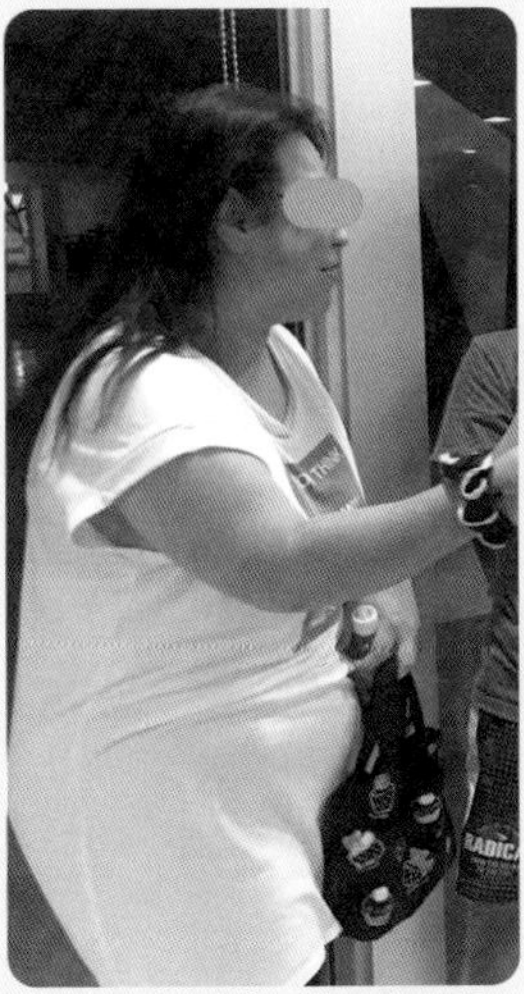

AFTER

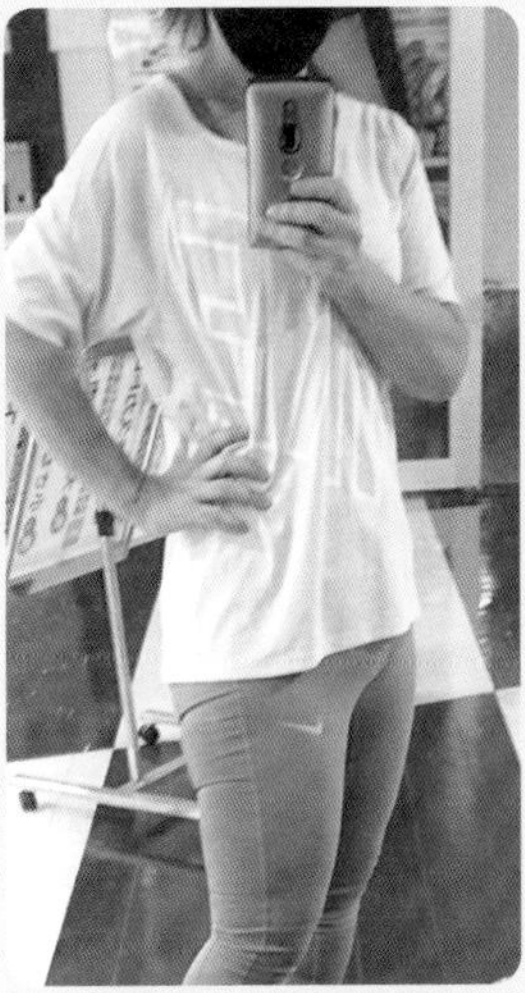

体重
−38.6kg

ウエスト
−23cm

体重	95.3kg	›››	56.7kg
ウエスト	86cm	›››	63cm
身長	158.6cm		

CASE
03

意識が変われば体重も変わる。お酒を飲んでも16キロ減！

小谷野大樹さん（40歳）

お酒が大好きでよく飲んでいるのですが、気づけばブクブクと太ってしまいました。これはまずいと思い、三浦さんの言う「糖質デトックス」ダイエットを開始。

実践したのは「低糖質な食生活」を意識することでした。初期段階はガッツリとした糖質制限を行ってガツッと体重を落とし、そこからは制限を少しずつゆるめるやり方です。半年で16キロ痩せました。

糖質デトックスは糖質量が多め食材以外は食べられるし、お酒を飲んでも痩せられたので、正直、つらかったことは特にありませんでした。体重が落ちていくことが楽しくてしょうがなかったです。

頑張った点としては、毎朝同じ時刻に体重計に乗り、体重の推移は欠かさずに記録をしていました。体重計に乗ることは今でも日課です。

糖質デトックスを経験して、自分が食べるもの、自分の体を意識する習慣がついたので、もう太らない僕でいられると思います。

BEFORE

AFTER

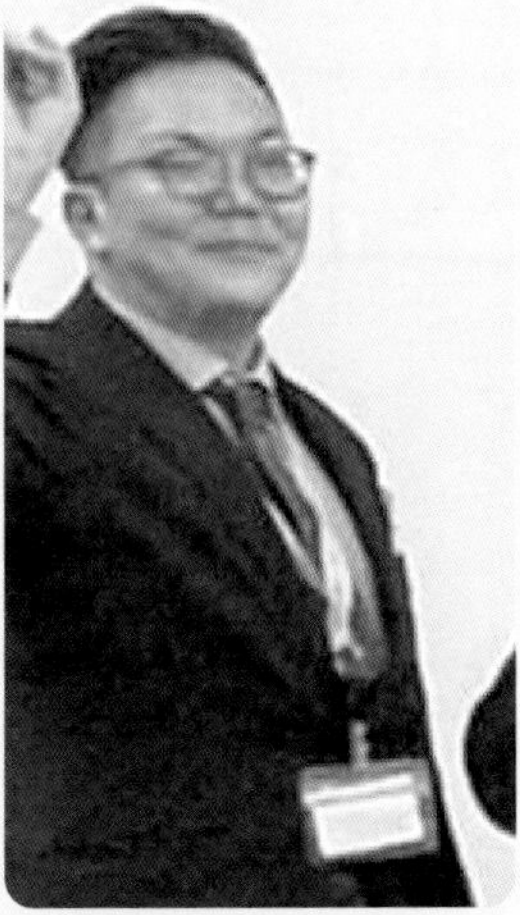

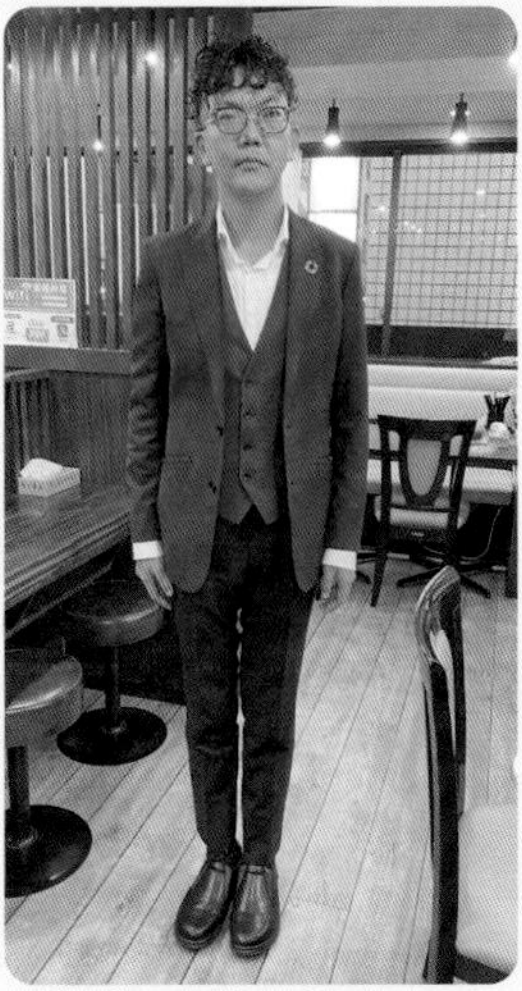

体重 −16.4kg

ウエスト −13cm

体重	78.8kg	>>>	62.4kg
ウエスト	89cm	>>>	76cm
身長	178.9cm		

CASE 04

もともと太りぎみな私が26キロ痩せた糖質デトックス

O・Mさん（47歳）

小さいころから太りぎみでした。理由は親が病気しないようにと、なんでもよく食べさせたからと言っていました。幼稚園の制服も特注だったと聞いています。さらに加齢とともに増えていって、20代に介護の仕事で夜勤をするようになり、夜食でグンと体重増加が加速しました。

その後も痩せることはなく平行線。そして、12年前に出産して、出産後に育児と家事と仕事のバランスがとれず、ストレスでMAXの体重になったように思います。

いいかげんダイエットしないとと思っていたところ、友人がダイエットで激変しているのを見て、私も頑張りたいと思い「糖質デトックス」ダイエットを開始。

最初の1カ月は、大好きな米とパンを週1回にして糖質制限したこと。めっちゃ食べたい——の気持ちだったのが、1カ月たったら、食べなくても平気になって、変化にビックリしました！　私にできるかも！と自信をもてた瞬間でもありました。結果、26キロ痩せることができました。

BEFORE　　AFTER

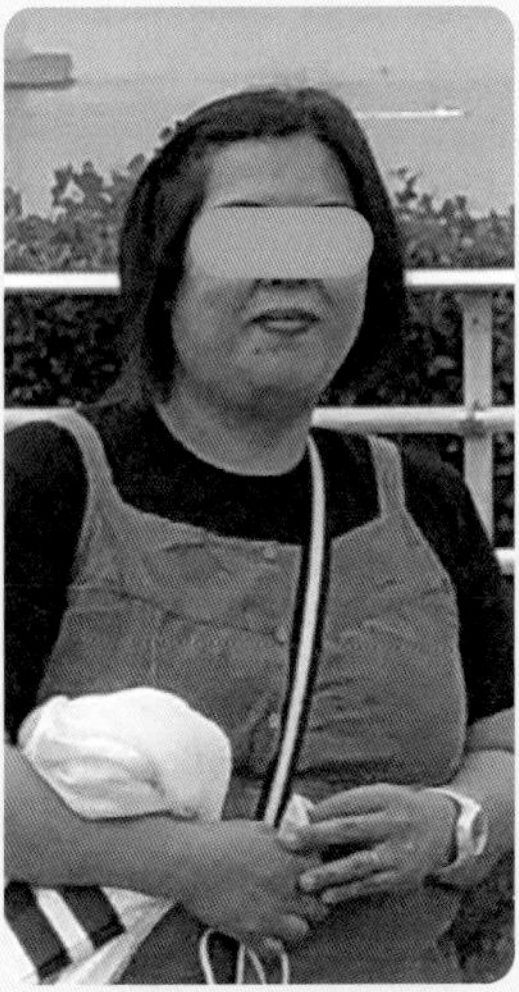

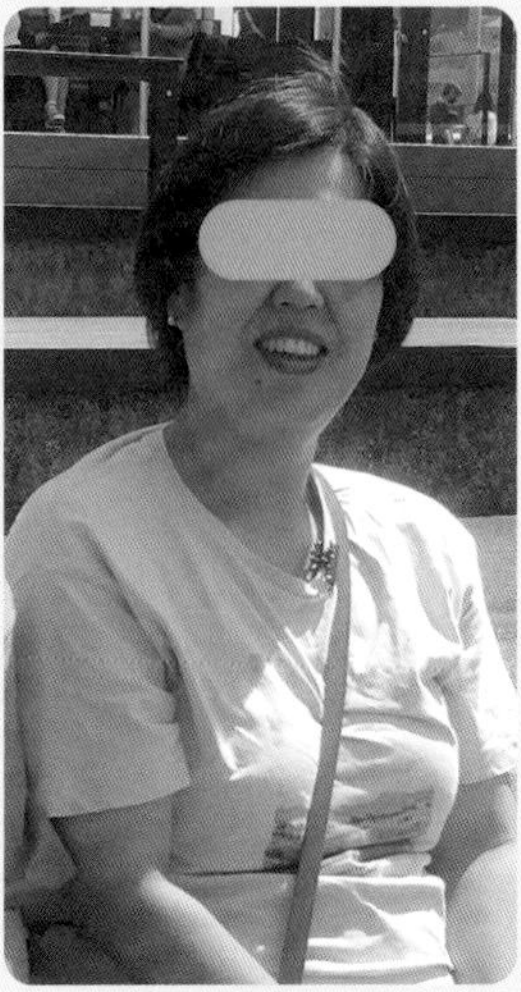

体重
−26 kg

ウエスト
−18 cm

体重	105kg	›››	79kg
ウエスト	117cm	›››	99cm
身長	158cm		

CASE
05

もう年だから太って当然。あきらめていた私が10キロ減！

M・Rさん（47歳）

イベントや大事なお出かけのたびに何度も無理なダイエットをしてはリバウンドを繰り返していました。結果、体重はどんどん増えピークに。そのまま更年期に入り、ますます痩せにくい体質になり、何をやっても痩せませんでした。

もう年だしいいや……と自分のことも仕事もどうでもよくなりかけていたときに三浦さんから「糖質デトックス」の話を聞き、ふさぎ込んでいた気持ちが前向きになり、ダイエットを再スタートしました。

今までのダイエットは我慢だらけで本当につらかったのですが、「糖質デトックス」はつらさがあまりありませんでした。

三浦さんが「最初の1週間は徹底して頑張って!!」とおっしゃっていたので、最初の1週間は徹底的に糖質を抜きました。

おかげで2カ月半で10キロ以上減。体がすごく楽になったし、悩みだったむくみがなくなりました！

BEFORE　　　AFTER

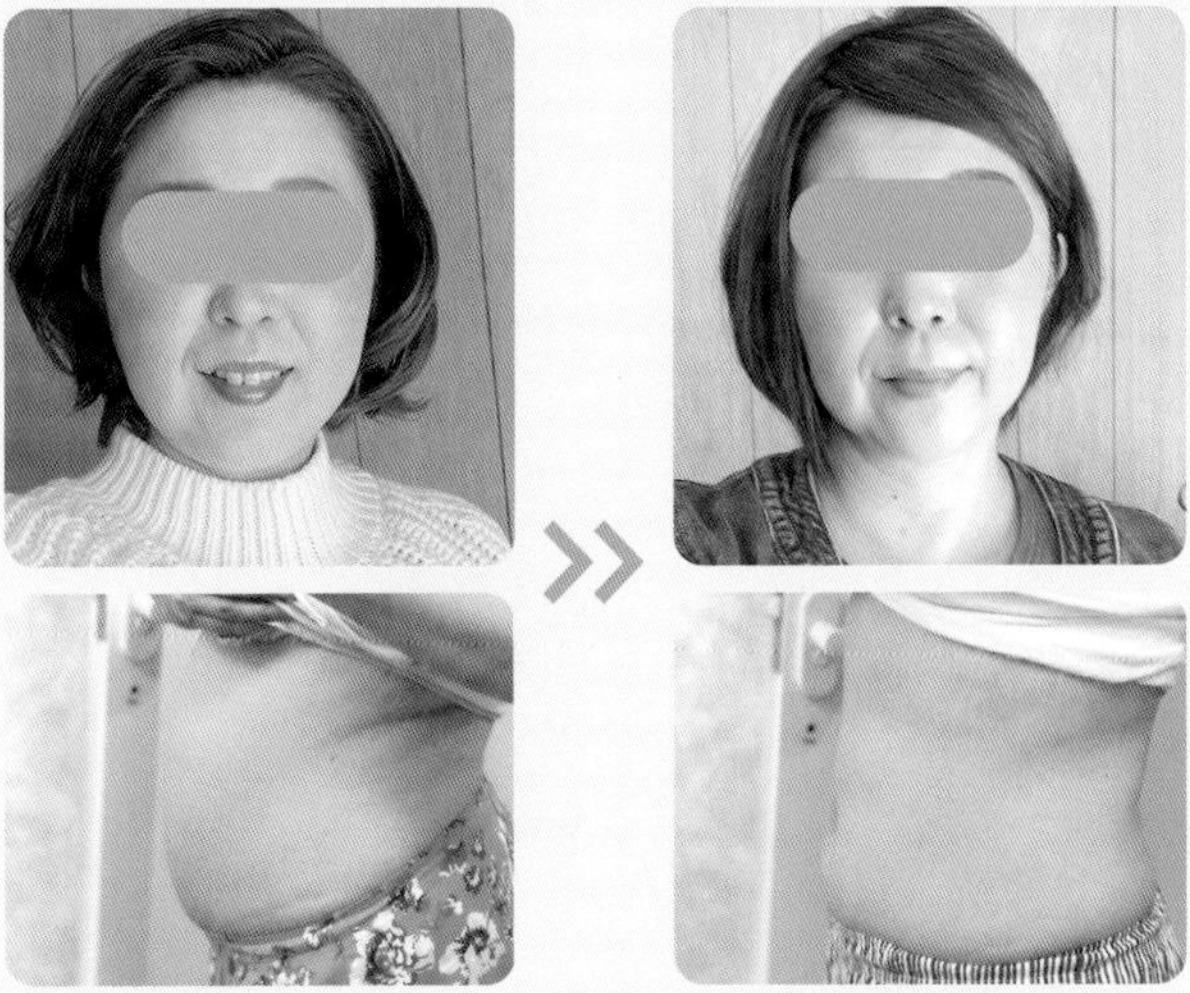

体重
−10.9kg

ウエスト
−9cm

体重	78kg	›››	67.1kg
ウエスト	88cm	›››	79cm
身長	160cm		

僕が実践した7日間の「糖質デトックス」食

「糖質デトックス」には7つのルールがありますが、特に重要なのが1つ目のルールの「最初の7日間で糖質を体内から抜くこと。1日の糖質量を30g以下」です。実際にどんな食生活をしていたのか、僕自身の実例をご紹介します！

1日目

朝食　ソイプロテイン
昼食　ゆで卵／フランクフルト／コンビニサラダ（マヨネーズがけ）
おやつ　素焼きナッツ10粒
夕食　豚肉のキャベツ炒め目玉焼きのせ／わかめの鶏ガラスープ

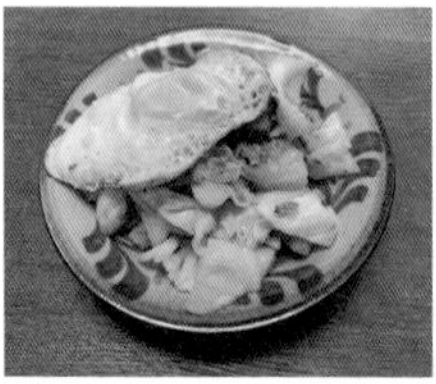

1日目の夕食。肉とキャベツでボリューム感を。

2日目

朝食　ソイプロテイン
昼食　ハムエッグ／シーザーサラダ
おやつ　プロセスチーズ2個
夕食　さばの塩焼き／エリンギのソテー／鶏ガラ卵とじスープ

3日目

朝食　ソイプロテイン
昼食　厚揚げのしょうが焼き／アボカドサラダ／野菜スティック
おやつ　ミックスナッツ
夕食　さわらの塩焼き／スクランブルエッグ／ソーセージ／鶏ガラスープ

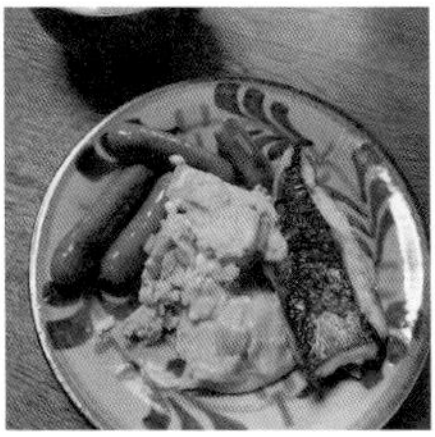

3日目の夕食。
魚+卵+肉で
タンパク質を
強化！

4日目

朝食　ソイプロテイン
昼食　フランクフルト／えのきのバターソテー／コンビニサラダ（マヨネーズがけ）
おやつ　ハイカカオチョコレート2個
夕食　グリルチキンステーキ／わかめの鶏ガラスープ

5日目

朝食　ソイプロテイン
昼食　目玉焼き／ソーセージの炒め物
おやつ　素焼きナッツ10粒
夕食　サラダチキン／レタス／厚揚げ焼き／わかめの鶏ガラスープ

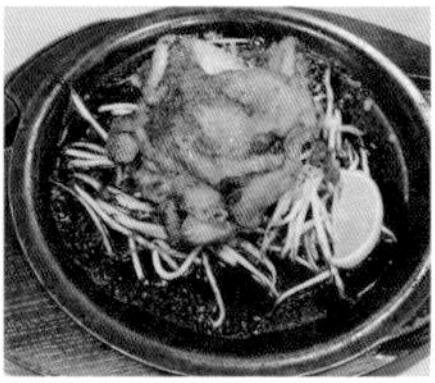

4日目の夕食。こんなガッツリ系も食べてOK！

6日目

朝食　ソイプロテイン
昼食　塩鮭焼き／玉ねぎのマリネ／野菜スティック（マヨネーズがけ）
おやつ　プロセスチーズ2個
夕食　チキンハム／きのこのソテー／枝豆とアスパラのあえ物／卵とじスープ

7日目

朝食　ソイプロテイン
昼食　ゆで卵／フランクフルト／コンビニサラダ（マヨネーズがけ）
おやつ　素焼きナッツ10粒
夕食　かつおのたたき（塩）／ゆで卵サラダ／わかめスープ

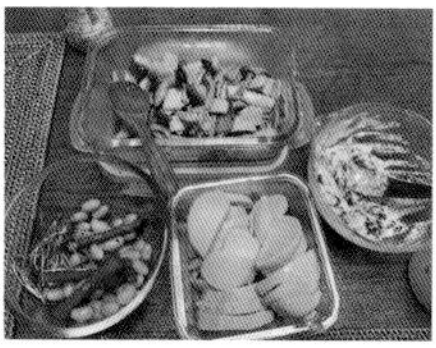
6日目の夕食。チキンハムは作りおきできて便利。

はじめに

唐突ですが、ダイエットで人生を変えませんか？

みなさま、はじめまして。10キロ太って痩せて、その後いっさいリバウンドしてない三浦卓也と申します。

僕は今、ミウラタクヤ商店という健康食品のお店を経営しています。自分でサプリやプロテインを開発し販売すると同時に、自身で10キロ痩せた経験と得た知識をもとに、多くのダイエッターの方々に痩せるアドバイスをさせていただいています。

今までにダイエットのアドバイスをした人は１０００人を超えました。もちろん全員が全員ではないですが、最大では38・６キロ痩せた人もいます。

要はダイエットをメインテーマに、いろんな方にアドバイスしたり、栄養コンサルティングしたり、ダイエットの意見交換をしたりしています。

そんなさまざまなダイエッターの方々の意見を聞いていて感じるのは、ダイエットは「痩せるために短期的に食事制限するもの」とだけ考える人が多いということ。

テレビや雑誌で話題になるのは「○○ダイエット」「○○するだけで痩せる」みたいな、わかりやすくて、簡単にできる痩せる方法ばかり。

『太った体を痩せさせたら、痩せたあとの食生活は元どおり、痩せたら終わり』

そんな風潮を感じます。

「わかりやすい・簡単」はダイエット実践者にとってメリットがあります。そのため、そのことを否定するつもりはありません。ただ、言いたいことがあります。

「ダイエットに対する考え方を変えてみませんか？　ダイエットを続けると人生が変わる。だから、一生続けられるダイエットを身につけませんか？」ということです。

「サウナで整う」という言葉が各所で盛り上がっていますが、僕は「食生活を整える」は人生を好転させるほどの影響力があると思っています。

僕は34歳のときに独学のダイエットで10キロ痩せました。

生活の質が上がりました。

ただ、痩せるまでに、たくさん失敗をしました。

しかし成功してからは「痩せること」が楽しすぎて「なぜ僕の脂肪は減ったのだろう？」「そもそも僕はなぜ太ってしまったのだろう？」などの疑問を解消するために、ダイエットに関する書籍を１００冊以上読みあさり、たくさん勉強しました。

ダイエット本の情報ではもの足りず、物理的に「なぜ人は痩せるのか？　人間の体の仕組みは細胞レベルではどうなっているのか？　代謝って何？　ホルモンって何？」と、そもそも体の中で起きていることが気になり、生理学や生化学、分子栄養学などのマニアックな話にも手を出しました。

ついに海外の研究論文なども読むようになりました。最初は統計学の知識がなければ意味がわからなかったので、超初心者向けの統計学をかじり、ＥＢＮ（Evidence Based Nutrition）の書籍を読んだりして、多くの知識をとり入れました。ダイエットの沼にどんどんハマり込んでいきました。

最終的には立派なダイエットオタクが完成。

自分なりのダイエット論を構築しました。

そして経営する健康食品店で「この蓄積した知識をお客さまに提供すると、お客さまのダイエットの成功確率が上がるのでは？」と、お客さまの食生活の改善アドバイスと、摂取すべきサプリメントのアドバイスも無料で開始しました。

「痩せるなら運動するべきですよね？」とよく言われますが、運動に関するアドバイスはほぼしません。「痩せるならまず食事から」と伝えます。

ＬＩＮＥでお客さまの食生活などのヒアリングをしながら改善点を見つけ、仮説を立てて、「ここを改善しましょう、続けていきましょう」とお客さまのダイエットに併走します。

もちろん体質の差があるので、１回のアドバイスでうまくいかないこともあります。そういうときは違う仮説を立てて、再度提案して実践してもらい、徐々に体重が減るようにアドバイスを繰り返すということをしています。

このアドバイスを繰り返す中で、スルスルとお客さまの体重が落ちていく報告をいただくようになりました。「三浦さんのアドバイスは的確でほどよくやさしいから続けやすい」「パーソナルトレーナーにアドバイスをもらったときはリバウンドしたけど、三浦さんのアドバイスでは根本的な食生活の考え方が変わったので、リバウンドしないです」など、喜びの声をいただくようになりました。

そして、ダイエットに成功したお客さまが、友人や知人を紹介してくださり、その方へまたアドバイスをするといった繰り返しで、結果的に1000人を超える方のアドバイスをしました。

僕自身も、教えるだけでなくヒアリングを重ね、いろんな方の食事からその相談者さんの体への反応を知ることで、個人差を含めてダイエットへの知見が高まり、経験値が上がっていきました。

これは座学や書籍だけでは絶対に得られない経験です。「世の中にはこんな人がいる」という経験を増やすことで、アドバイスのパターンも増やすことができました。その結果、アドバイスの精度もコミュニケーションのレベルも上がってきます。

紹介も増えるにつれて、店は業績が上がっていきました。

そうすると、次は店の業績が上がったことを聞きつけた、企業の方の前で「業績が上がった秘訣」みたいな話をさせていただく機会が増えていきました。

ダイエットしただけなのに、仕事も充実してきました。

最終的には、僕自身も驚くことに、有名な出版社から声をかけていただき、このダイエット書籍の前に、ビジネス書籍を出すことが決まりました（ダイエッターとして活動していたのに、先にビジネス書の出版に声がかかるという……）。

２０２２年の3月10日『ひとりＥＣ』という書籍を出版させていただいたのですが、

おかげさまでネット書店でランキング1位を取得したり、レビューが好評だったりで、数多くの方に手にとっていただきました。

こんな感じで、ダイエットを始めてから人生が変わりました。
もちろんダイエット以外にも、さまざまな努力をしてきました。その努力や運があったゆえの結果かもしれません。

ただ1つだけ言えるのは「僕は食生活を変えてから間違いなく人生が変わった」ということ。

別に今が幸せであれば、無理してダイエットする必要はありません。でも食生活を少し変えるだけで「痩せることができる」「仕事の能率が上がる」「人生のQOLが高まる」ということを意外にみんな知りません。繰り返しますが食生活を整えれば、人生を変えることができます。

今より生活の質が向上することは間違いないです。

僕自身に起きた体調の変化を具体的に言えば、

・朝の目覚めが超快適（二度寝しない）
・疲れにくくなった
・出張で疲れなくなった
・お酒を飲んでも二日酔いになりづらい
・風邪を全くひかなくなった
・日中に眠くなくなった
・集中力が持続する
・働く時間が自然と延びる
・だから仕事の成果が上がる

・人からおほめの言葉をいただくことが増える
・結果、収入もアップした！

といいことずくめ。

「もう、くどいよ……」って声も聞こえてきそうですけど、最後にもう1回だけ言わせてください。食生活を整えると人生が好転します。健康で能動的でアクティブで頭がさえる毎日を過ごせるようになります。

だからこそ言いたい。

ダイエットは短期的なものではなく、「一生涯のもの」と考えてください。なお、ダイエットの語源は「生活様式」を意味するギリシャ語「diata」から、「日常の食べ物」という意味に転じたといわれています。

ダイエットは生活なのです。

だから一生続けるものなのです。

モデル体形に憧れる女性も、将来デキる男になりたいメンズも、年齢を重ねて体重が増え、「こんな自分を見たことがない」と思っている方も、健康な食生活を手に入れたいと思っている方も。

人生を変えるならダイエットがキーワードです。

一生続けるダイエットが「痩せる」だけでなく「人生の質を高める」という経験を僕はしてきました。本書では僕の具体的な経験をシェアしていきたいと思います。

この本はミウラ式のダイエットとして「糖質デトックス」を中心に書いております

が、ダイエットを一生涯続けるために「習慣化する」ということにもフォーカスして執筆しました。

ダイエットで痩せる、体重を維持する、習慣化することに貢献できれば幸いです。

ぜひ、本書を読んでいただき、明日から「食事への意識」が変わっていることを祈ります。それでは最後までおつき合いください。

CONTENTS

第2章 絶対に理解しておきたい、人間が太って痩せないメカニズム

第3章 一生続けられる「食欲マネジメント」と「習慣化のコツ」

第4章 二度と挫折しない！ リバウンドしない！ ダイエットの疑問に答えます 135

第5章 僕のダイエットの履歴書。10キロ太って10キロ痩せるまでの道のり 155

※脂質代謝異常症や腎機能低下など健康不安や体調不安をかかえている方は、必ず医師に相談のうえ実行してください。

第1章

10キロ痩せて人生が変わった「糖質デトックス」ダイエット

食事で10キロ痩せた経験と1000人以上へのアドバイスから生まれた「糖質デトックス」

いろんな情報を読みあさっては自分の体で試し、10キロ痩せた経験と、ダイエットコンサルティングでのお客さまの反応から、仮説を立て改善を繰り返す。ということを3年以上してきました。

ダイエットコンサルティングで大事にしていることは、次のようなことです。

「継続できる方法論なのか?」
「誰にでも再現できる方法なのか?」
「本当に効果があることなのか?」

正直、痩せたいのであれば「1週間何も食べない」など、極端な食生活をすれば100%痩せると思います。ただし、体調も悪くなるし、一生その食生活を継続することはできません。そして継続しなければ100%リバウンドしてしまいます。

さらに言えば「オーガニックのものだけ食べる」「加工食品をいっさいとり入れない」「カロリーを毎日計算し続ける」など、継続のハードルが上がるものはできる限り排除し、誰でも続けられる方法を心がけています。ダイエットの成功法則は「継続すること」なのです。

継続性と再現性が低かったりすると「ダイエットを習慣化させる」ということができません。

世の中にはダイエットに関するたくさんの情報があります。実際に効果があるものや、トンデモと思われるような方法論など。実際のところ、どのダイエット方法も短所と長所があり、短所を把握したうえで長所をとり入れると、効果を出すことができます。

例えば「糖質制限とカロリー制限はどっちが正解？」という議論がよく生まれますが、結論、どっちも痩せます。両方のよいところをとり入れるとさらに痩せます。どっちが正解ではなく、どっちも正解なのです。

今回、本書で紹介をする「糖質デトックス」では効果があって、ダイエットを習慣化させるという本質的なダイエットを目ざしているので、誰でも継続できる効果的なダイエットを目ざしました。

本章では、できる限りシンプルにそぎ落とした、「糖質デトックス」のルールを紹介していきます。

デブのもとの糖質を減らして栄養をとれば自然と痩せる

「糖質デトックス」ダイエットの根本的な考えは

- 適正糖質量
- 栄養をしっかりとる

というシンプルなもの。

ルールの前に、僕のダイエット論をお伝えすると「低糖質・高脂質・ほどほどタンパク質」です。糖質制限は賛否両論ありますが、「現代人は絶対に糖質摂取量を減らしたほうがいい、そしてビタミンとミネラルの摂取をもっと増やす必要がある」と考えています。

糖質は間違いなく「体脂肪の原材料」であり、食べすぎることにより、脂肪として体に貯蔵されます。

糖質制限ダイエットが認知されるようになり、糖質を減らすことへの意識は高まっているように見えます。しかし、まだ当たり前のように1日3回の主食をとって、さらに間食でお菓子やジュースをとる、といった食生活をしている人は少なくありません。これでは糖質のとりすぎです。

糖質過剰な食生活は、代謝が下がり始めた30歳あたりから、脂肪の蓄積という形で、体感される方が多いように感じます。単純に「太った」という実感が増えると思います。そんな方々は糖質量を減らすことが痩せる近道になります。

糖質のかわりにタンパク質と脂質とビタミン・ミネラルが豊富な食材を食べて、脂肪がエネルギー消費される体質を目ざしましょう。

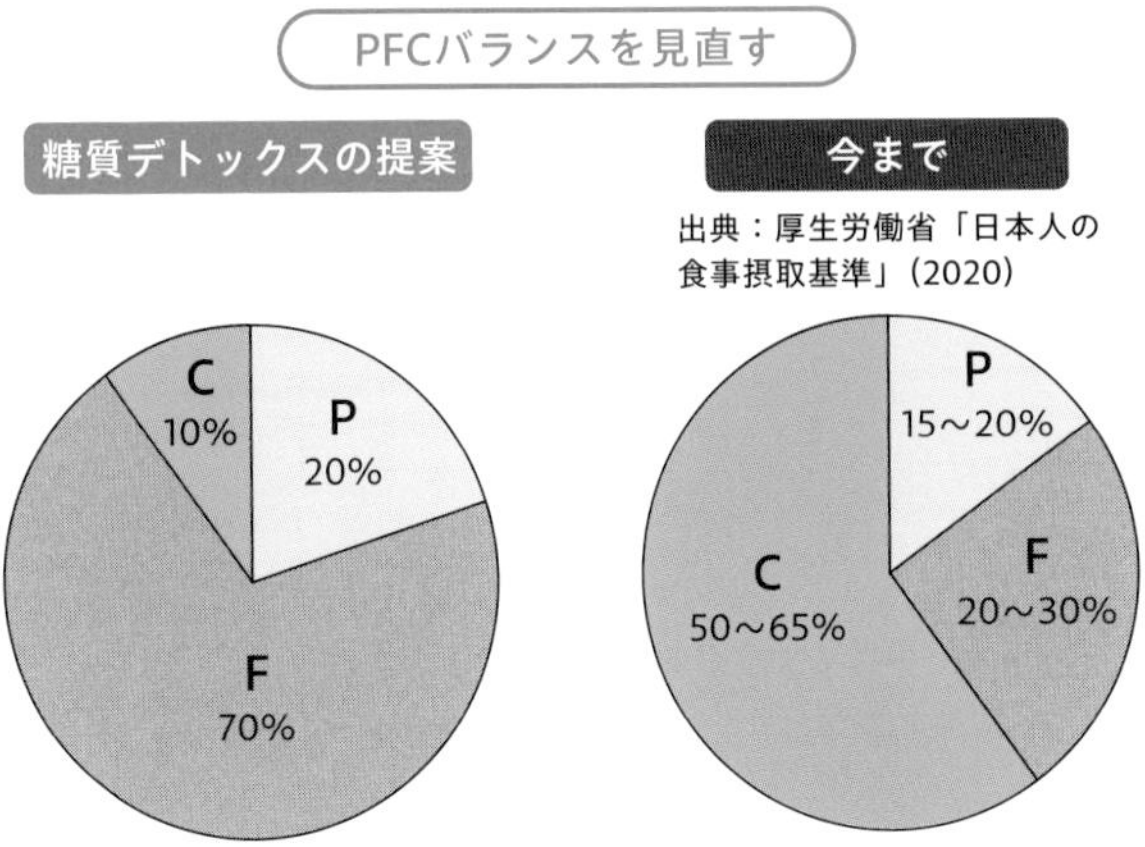

ＰＦＣ（Ｐ＝Protein＝タンパク質、Ｆ＝Fat＝脂肪、Ｃ＝Carbonhydrate＝炭水化物）のバランスを変えるだけでも、十分ダイエットになります。糖質制限をベースとして、ＰＦＣバランスを変え、少しだけ食事に意識を向けましょう。

先にお伝えすると、痩せるためには絶対的に「多少の制限と努力」が必要になります。「糖質デトックス」は、比較的ハードルが高くない努力の方向性で最大の結果を出すというニュアンスでとらえていただけると幸いです。

ミウラ式
一生リバウンドしない
「糖質デトックス」のルール

ルール①

最初の7日間で糖質を体内から抜く！
1日の糖質量は30g以下

最初に体内から糖質を抜きます。この糖質デトックスの目的は「食欲をリセット」「脂肪燃焼スイッチを入れる」「短期間で体重を減らしてモチベーションを爆上げすること」です。

食事のルールは1日の摂取糖質量を30g以下に抑えること。

これは海外で話題のケトジェニックダイエットという方法のルールに基づいていま

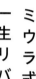

す。ケトジェニックダイエットとは、糖質を極端に制限して脂質を多量に摂取し、体脂肪をエネルギー源（ケトン体）とする体に変えていくダイエット（食事）方法のことです。摂取カロリーのPFCバランスはP：F：C＝2：7：1。タンパク質を全体カロリーの20％、脂質を70％、糖質を10％のバランスにすることで、ケトン体回路（88ページの左図）が働く体質を目ざすというもの。

簡単に言えば、糖質の量を徹底して減らし、脂質とタンパク質をしっかり食べるような食生活です。糖質・脂質・タンパク質の三大栄養素のバランスを従来の常識からガラッと変えて痩せる、というダイエットです。

僕自身もケトジェニックダイエットをベースにして10キロ痩せたのですが、人によっては1年間ケトジェニックな食生活をするのが難しい、という人もいます。なので、「糖質デトックス」では最初の7日間だけ糖質制限を徹底してくださいと伝えています。

理由は、７日間徹底して糖質を抜くことで、「食欲がリセットされる」「脂肪燃焼スイッチが入る」「短期間で体重が落ちる」というメリットがあるからです。

また「７日間だけ頑張ってください」と相談者さんに伝えると「それならできそう」という返事が多いので、７日は我慢を含めて頑張るようにしてください。

７日間糖質デトックスの食事コンセプト

- しっかり糖質カット（糖質量は1日30ｇ以下）
- 脂質はＭＣＴオイルなど良質なものをとる
- タンパク質は体重×１ｇ〜１・２ｇを目標に
- 食物繊維もしっかりとる
- ビタミン・ミネラルもとる

※特に大事なのは糖質をカットしつつ、脂質とタンパク質はとる。シンプルに肉と野菜で過ごす。

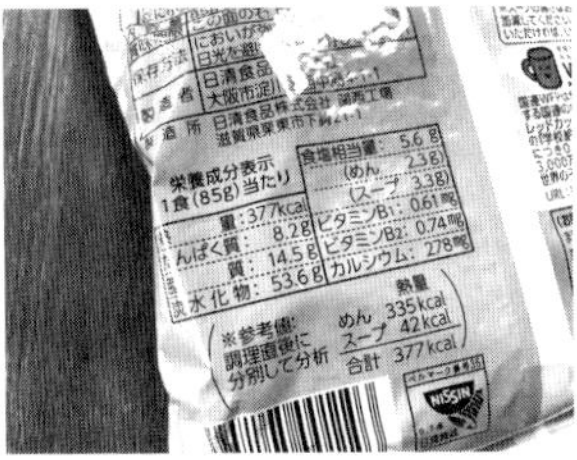

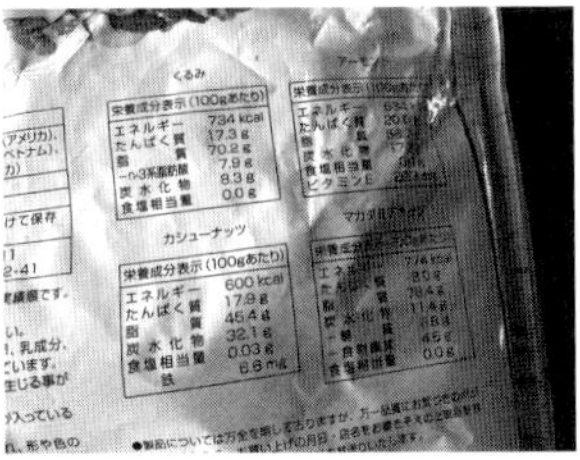

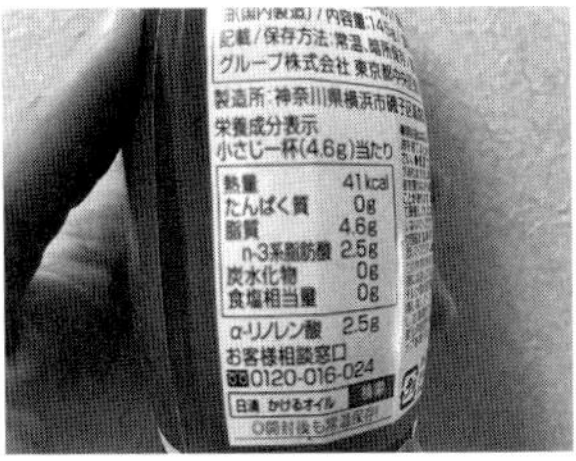

食品パッケージの炭水化物量or糖質量をチェック。ナッツ類でもくるみは炭水化物量が少なめ、カシューナッツは多めだったりする。

糖質量の把握をするために栄養表示を確認する癖をつける

「糖質デトックス」のポイントはまず「糖質量」の把握です。おおよその糖質量は簡単に計算することができます。食品のパッケージの「炭水化物量」の確認をする癖をつけましょう。炭水化物＝食物繊維＋糖質の総量になるので、食材を購入するときは炭水化物量を確認するようにしてください。

雑な言い方をすると、野菜が多く含まれていることを強調する食品ではな

食材の糖質量の目安

食材	糖質量
ごはん	36.8g
食パン	44.4g
蕎麦（ゆで）	24g
うどん（ゆで）	20.8g
春雨	85.4g
さば	0.3g
クロマグロ赤身	0.1g
生揚げ65g	0.1g
卵	0.1g
絹ごし豆腐1丁300g	1.7g

食材	糖質量
牛肉サーロイン	0.4g
牛タン	0g
豚ロース	0.1g
鶏胸肉	0.2g
キャベツ	2.4g
トマト	3.7g
大豆もやし	0g
じゃがいも	16.3g
いちご	7.1g
バナナ	21.4g

※すべて100gあたりの数値
（出典：ライザップ糖質量ハンドブック）

い限り、「炭水化物量＝糖質量」と考えてもらってもよいと思います。野菜などの場合は食物繊維が含まれていることがあるので、書籍やインターネットで調べるようにしましょう。

インターネットで該当の食材に「糖質量」と記入し検索をすれば、ほとんどの食材の糖質量が情報として出てきます。「食材パッケージの栄養表示を確認する」「ネットで糖質量を検索する」という方法で、食材の糖質量を把握する癖をつけましょう。

■7日間は食べられる食材について

肉類

- NGなし（牛肉・豚肉・鶏肉）
- ソーセージ類は若干糖質高めなので控える

魚介類

- さばのみそ煮缶はＮＧ（さばの水煮缶やツナ缶はＯＫ）
- それ以外の魚介類はＯＫ
- 調味料と混ざっている既製品はＮＧ

野菜

- いも類全般とかぼちゃ、にんじんはＮＧ
- それ以外は積極的に食べるべし

調味料

- 塩・こしょう・醤油・酢・ナンプラー・マヨネーズはＯＫ
- ドレッシング・みそ・みりん・片栗粉・ケチャップ・ソースなどはＮＧ
- 居酒屋メニューは基本「塩」で

判断基準は、１日の糖質量を30ｇ以下にするなら、で考えてください。

ルール2
8日目以降は目標体重まで糖質量80g以下を目ざす

7日間の糖質デトックスを終了してからも、原則として糖質制限は続けていきます。ただし糖質量の目安は少し増やして80g以下です。

- 主食は引き続きなし
- 調味料の制限をゆるめてOK

という感じ。

糖質デトックスの7日間に出る不満は、「料理のレパートリーが少ない」ということ。これは使える調味料が少ないということに起因します。なので、8日目以降は調味料の制限をゆるめることで、調理の幅を広げるようにしましょう。

■8日目以降に食べられる食材について

肉類

- NGなし（牛肉・豚肉・鶏肉）
- ハム、ソーセージ、ベーコン類はOK

魚介類

- さばのみそ煮缶はNG
- それ以外の魚介類はOK
- 調味料と混ざっている既製品もOK

野菜

- いも類全般とかぼちゃ、にんじんはNG
- それ以外は積極的に食べる

調味料

- 塩・こしょう・醤油・酢・ナンプラー・マヨネーズ
- みりん・みそ・ドレッシングはＯＫ
- 小麦粉・片栗粉はＯＫ
- ケチャップ・ソースはＮＧ

ただし、原則ゆるめないほうが痩せるスピードは速いです。

ダイエットで大切なのは、とにかく「継続すること」。制限されすぎた食生活で、食生活の質を下げることは、継続性に悪影響を与えます。７日間の糖質デトックス生活に抵抗が少ない人はそのまま継続してもらって問題ないですが、もし糖質を減らした食事への不満がある人は、調味料や食材の制限をゆるめてかまいません。

ただし、従来の「主食を食べる」という食生活に戻さずに、主食は嗜好品くらいの温度感で1日の糖質量を80g以下に抑えることを心がけましょう。

ルール3 食欲に注意して食事量を「腹八分目に」

糖質デトックス生活を経て、脂質とタンパク質をメインとした栄養バランスに変えると、面白いことに腹八分目にしたとしても、強烈な空腹感というものがなくなります。

糖質デトックスを続けて空腹感が抑えられるようになってきたタイミングで、食事の分量を普段のものから2割ほど減らしてみてください。減らしてみて空腹感が強く出てしまう場合は、元に戻してOK。「意外に平気」という方は痩せるチャンス。食べる分量を減らすと、よりダイエットがはかどります。

糖質制限ダイエットは、「糖質以外は好きなだけ食べてOK！」みたいな触れ込みがよくありますが、全然そんなことはありません。自分自身と、相談者さんの食生活の経験上、糖質制限で体重が減らない場合は「痩せるための」カロリー収支バランスになっていません。

要は食べすぎです。

そのため食べる量を減らしましょう。ただカロリーを計算するとめんどうなので(笑)、普段の食事量の8割にしてみましょう。食事の全体量を減らす、おかずを1品減らす、1皿減らすなど、カロリー計算せずとも肌感覚で「少し減らしてみる」だけで十分効果はあります。

実は「糖質デトックス」を7日間続ける理由はここにもあり、前述のとおり、7日間しっかり実践すると食欲の変化に気づきます。

まず空腹感が減っているはず。理由は、脂質とタンパク質は満腹ホルモンの原料のため、ＰＦＣバランスを変えて、タンパク質と脂質を多くとることで、空腹感を軽減します。

「ダイエットでごはんを減らしているのに……まだ減らさないといけないのか」と思われがちですが、糖質をカットして、脂質とタンパク質を増やした食生活の場合は、「思ったよりおなかがすかない」という声も多いです。

ダイエットコンサルティングのお客さまで停滞期に入ったという方には、全体の食事量を「気持ち減らすくらいの感覚」で食事を減らしたら、体重が減っていった人もいます。

ルール4 脂肪を落とす減量期は朝プロテイン＋1日2食

ダイエットにおいて欠かせない栄養がタンパク質。肌や髪の毛など、体をつくるための原料になる、体内の酵素も多くはタンパク質からつくられているなど、人間が生きていくうえで欠かせない栄養素のひとつです。

またタンパク質は三大栄養素の「脂質」「糖質」と比べて、食事誘因性熱産生という「食事をすることで消費カロリーを増やすことができる」栄養素です。

一般的には摂取したカロリーに対して、それぞれの栄養素は次ページのようなエネルギー消費を起こします。タンパク質は、圧倒的に食事誘因性熱産生が高いのです。

糖質…約6％
タンパク質…30％
脂質…約4％

このようにタンパク質は人間が生きていく中で不可欠な栄養素であり、慢性的に不足しがちな栄養素でもあります。だから積極的にタンパク質をとるために、運動をしていない人でも、プロテインを飲む人が増えた気がします。

僕自身も朝食はソイプロテインにＭＣＴオイルを入れたもの。これを飲む生活のダイエットで10キロ痩せてから、今までずっと続けています。

脂肪燃焼を促してくれるといわれるＭＣＴオイルという脂質があるのですが、これを15㎖プロテインに入れて飲むだけで朝食を終えています。

ダイエットにおいて、僕がプロテインを飲む理由は2つあり、「タンパク質補給で満腹感サポート」「セカンドミール効果」です。

朝ごはんを抜くと、空腹感でお昼までもたない、そんな声が聞こえてきそうですが、MCTオイルとプロテインは、PYYやレプチン、GLP-1などの満腹ホルモンの原料になる食材です。

この朝ごはんにすると「満腹感が出てストレスが少ない」、しかも「カロリーと糖質が減らせる」という内容。例えばMCTオイル15mℓで135キロカロリー、プロテイン25gで80キロカロリー、合計で215キロカロリー程度です。コンビニで菓子パンを買ってカフェラテを飲めば、カロリーは450キロカロリーを超えるでしょう。

そう考えると「お茶碗1杯分のカロリー」を減らしつつ、しっかり良質な脂質とタンパク質がとれているという状況になり、ダイエットに好影響をもたらします。

ダイエットの大敵は空腹感なので、空腹感なく食事量を減らせるという理想的な内容と考え、朝はMCTオイル入りのプロテインを飲む、という生活をおすすめしています。

また、タンパク質やプロテインには「セカンドミール効果」があります。セカンドミール効果とは、「1食目の食事内容によって2食目の食事の血糖値を下げられる」ということです。

朝食の内容により、昼食を食べたあとの血糖値が上がりにくくなる、という効果があります。ダイエットにおいて、血糖値コントロールは大事な要素になります。その血糖値コントロールをサポートしてくれる、セカンドミール効果のあるプロテインを僕はおすすめします。

プロテインの種類について、いろんな主張はあると思いますが、僕はソイプロテインを推奨します。理由は、ホエイプロテインをはじめ、ほかのプロテインに比べて吸収のスピードが穏やかなため、腹もちがよいからです。

繰り返しますが、ダイエットの大敵は空腹感ですので、空腹対策になる商品を選びます。

もし、どうしても「プロテイン＋ＭＣＴオイルを飲んでもおなかがすく」ということであれば、低糖質なものを選びましょう。ゆで卵・目玉焼き・サラダなどを一緒に食べるのをおすすめします。

ルール5 便秘を防ぐために食物繊維は1日20gとる

そして糖質制限をするにあたり、欠かせないのが「食物繊維」です。糖質制限をすると主食の量が減るため、食物繊維の摂取量が減り、便秘になる傾向があります。

「糖質デトックス」ダイエットを実践する場合は、意識的に食物繊維をとるようにしましょう。食物繊維には「水溶性食物繊維」と「不溶性食物繊維」の2つがあります。

水溶性食物繊維は腸内細菌のエサになったり、ジェル状になって栄養の吸収を穏やかにしてくれたりなどの作用があります。不溶性食物繊維は、便のかさ増しになり、この2種類をバランスよくとることでお通じの改善になります。

実は僕自身も糖質制限をしたときに、生まれて初めて便秘になりました。やはり食物繊維不足が原因でした。すぐに食物繊維のサプリを飲んだり、食材から大量の食物繊維をとったりするようにしました。

具体的な食材としては、きのこ・海藻類

食物繊維は、きのこ・海藻類に多く含まれるため。便秘中にきのこ200gをバターソテーにして積極的にきのこ類を摂取していました。そうしたところ翌日には便秘が改善されていたので、その経験から、ダイエットの相談者さんから便秘の相談をいただいたときは、きのこを200gほど食べましょう、と伝えています。

結果、便秘が改善されたという報告をいただくので、「糖質デトックス」ダイエットによる便秘になった場合の対策としては正解と考えています。

食物繊維は積極的にとるようにしましょう。

ルール6 ビタミンB群50mg以上をサプリで摂取し、エネルギー産生を！

人間が痩せるには、体脂肪をエネルギーとして消費する必要があります。体脂肪を

食材の食物繊維量の目安

食材	食物繊維量
キャベツ	1.8g
レタス	1.1g
ごぼう	5.7g
はくさい	1.3g
なす	2.2g
アスパラガス	1.8g
えだまめ	5.0g
トウミョウ	3.3g
オクラ	5.0g
かぶ	2.9g

食材	食物繊維量
エリンギ	3.4g
しいたけ	4.2g
ぶなしめじ	3.7g
きくらげ	57.4g
大豆	17.9g
さつまいも	2.2g
さといも	2.3g
じゃがいも	1.3g
ながいも	1.4g
アーモンド	10.1g

※すべて100gあたりの数値
(出典：日本食品成分表2018)

エネルギーにすることで、脂肪が分解され、消費され、減っていき、体重が減ります。そのため「脂肪を燃やす＝エネルギー化」させることが必要です。

消費エネルギーを増やすには「運動する」「筋肉を増やす」などが代表的な対策ですが、実は栄養素から消費エネルギーを増やすことができます。エネルギー産生を補助する栄養素を重点的に増やすことで脂肪のエネルギー化を促進し、体脂肪を減らすことができます。

脂肪をエネルギー化させるにはさまざまな栄養素や人間の代謝が絡まっており、単純に「運動すれば」「筋肉をつければ」減るわけではありません。この消費エネルギーを増やすのにも栄養は深く関わっています。

その消費エネルギーを産生するための栄養素の代表格が「ビタミンB群」です。

エネルギー（ATP）生産系とビタミンB群との関係

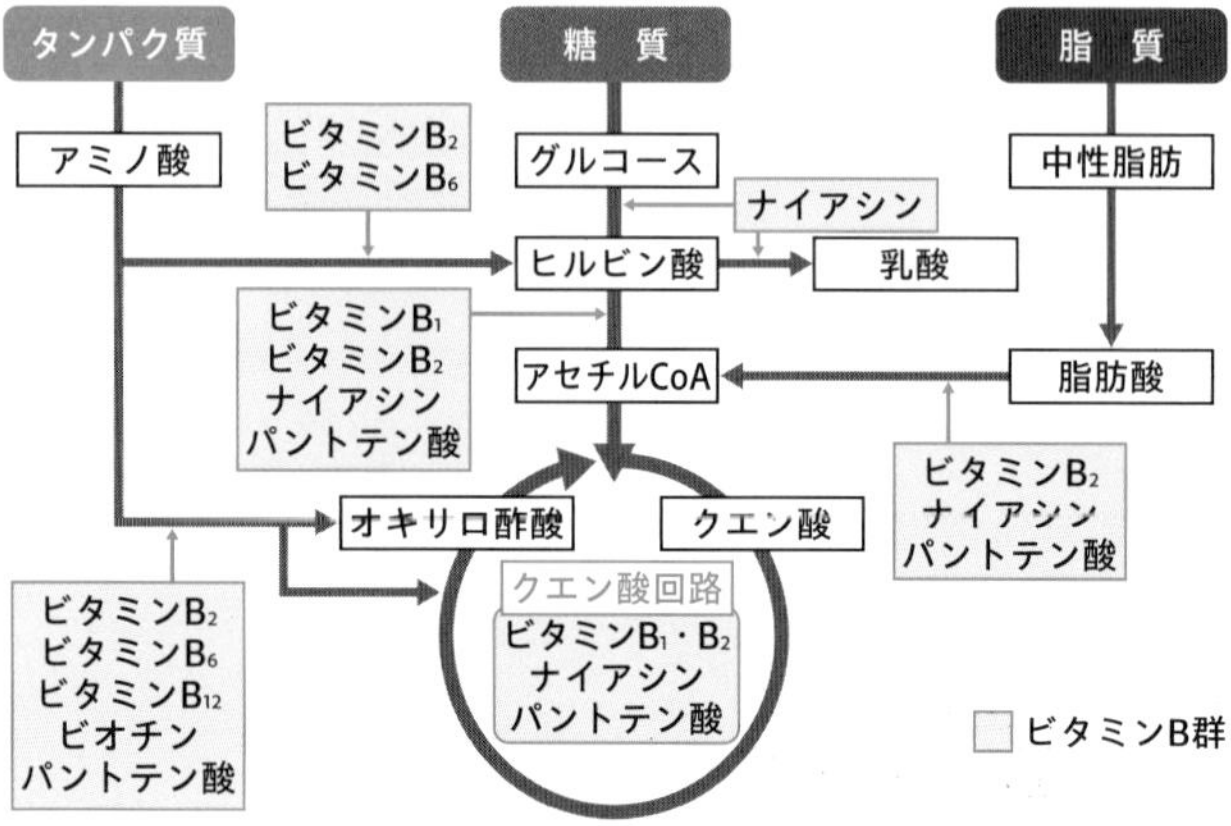

ビタミンB群はB_1からB_{12}まで存在し、その群を多くとることが必要です。

人間のエネルギーは「ATP（アデノシン三リン酸）」という物質で、このATPを生み出すために、人間のさまざまなエネルギー回路を活用し、その回路の中でいろんな栄養素が代謝され、ATPを生み出しています。

意外に知られていないですが、ビタミンB群はエネルギー産生のすべての回路において必要な原料です。また、さまざまな栄養の代謝に活用されるため、不足しがち。

だからサプリメントなどでビタミンB群の栄養を重点的にとるのがおすすめです。僕が10キロ痩せたときもビタミンB群のサプリメントは欠かさずに飲んでいました。

ダイエットの相談者さんの中でも、体重が減らなかったり、停滞期になったりしたときにビタミンB群を重点的にとるように提案をすると、下げ止まっていた体重がスルスルと落ち始めた方がいます。

生理学のメカニズムから考えても、相談者さんの実績から考えても、痩せられない人の痩せない要因にビタミンB群は密接に関わっていると僕は考えています。そのためダイエットを実践される方には、ビタミンB群を重点的に摂取することをルールに加えています。

ルール
7
ダイエットは一生続ける意識を。そうしたら絶対にリバウンドしない

減量目標を達成したら必ずやるべきことは、「食欲を意識しながら自分が太らないラインを見つける」という作業です。

非常にめんどうくさいのですが、ダイエットは短期的にやるものではなく「一生続けるもの」と僕は考えています。アメリカの統計によると、ダイエットに成功した人の８割はリバウンドしてしまうそうです。

それもそのはずで、痩せていたころから比べて太ってしまった直接的な原因は食事です。自分が太ってしまった原因である「太る食生活」を、痩せたからといって、元に戻してしまったら、また太る食生活に戻ります。その結果、リバウンド。

太ってしまった食生活というのは、根本的に正さなければいけません。また、正しい食生活を続けなければなりません。だからダイエットは一生涯続ける必要があると考え、実践されることをおすすめします。

でも、頑張らなくていいです。意識する、だけでいいです。

ダイエットのようなつらい食生活を一生続けるなんて……と思うかもですが、ダイエットには「減量期」と「維持期」があります。脂肪を落とす減量期は、食事制限が厳しくなる場合もあり、ストレスが強いかもしれません。ですが、脂肪を増やさないようにする「体重維持期間」は実は習慣化できればストレスはあまりありません。

一生続けたいのは、痩せたあとの「体重維持期」としての食生活で、太らないラインを自分の中に見つけ、ストレスが少なく食事制限できる食生活を見つけ、その食生活を一生続けるという話です。

- たまにならスイーツもＯＫ
- たまになら暴飲暴食してもＯＫ

ただ、１つだけ注意点があります。糖質と質の悪い脂質を多くとると食欲が乱れる傾向があり、食事制限を解放して「食欲が強くなってきた」という感覚がある場合は、食欲の乱れを消すために、糖質デトックスを数日やってみましょう。

人間が太る理由は「お菓子を食べること」ではなく「お菓子を欲望のまま食べ続けること」なので、食欲をしっかりマネジメントできるよう意識しましょう。

残念な話ですが、太っていたころの食生活に１００％戻ることはできません。だから根本的に現在の食生活を見直しましょう。太らない適切な糖質量はいくらか？　太らない分量はどれくらいか？　自分の中でのラインを見つけましょう。

本書に「あなたの答えはありません」。それは個人差があるからです。だから、その答えは読んでくれているあなたが見つけなければならないのです。

そのために「自分が何を食べているのか？」ということを強く意識するべきで、自分が食べているものは、自分の体にどんな影響を与えるのか？ということに、少し興味をもつとよいと思います。

僕はダイエットしてから食生活への意識が根本的に変わり、実際に10キロ痩せたあとに全くリバウンドしていません。これは「ダイエットは一生ものだな」という経験に基づく考え方です。

確かに今までの食生活や考え方を変えたり、新しいことを知ったりすることはめんどうくさいかもしれません。ただ、ここを頑張れば、生活の質というのは確実に上がると思います。実際に僕が上がったので。

せっかく本書を手にとってもらって、本当にめんどうくさいことを言っているので、申しわけない気持ちでいっぱいではありますが（笑）、このダイエットを一生続ける意識さえあれば、リバウンドもしない健やかな生活を送れますので、ぜひとり入れてみてください。

以上が「糖質デトックス」の７つのルールになります。ぜひ、ご自身の食生活と比較して、とり入れられそうなところから始めてみてください。少しずつでいいですよ。

第2章

絶対に理解しておきたい、人間が太って痩せないメカニズム

必ず理解しよう。人間が太るメカニズム

繰り返しになりますが、本書を通してお伝えしたいことは「ダイエットは一生ものである」ということ。だからこそ、手法論の前に「人間が太る理由」について解説をさせてください。栄養素と脂肪の関係についても理解しましょう。

僕のダイエットが成功した理由は「痩せるための方法論」から考えるのをやめ、「なぜ人間は太るのか？」「なぜ人間は痩せるのか？」という、人体のメカニズムを把握することに切り替えたことです。

人体のメカニズムを把握することで「何をすれば正解になる？」を逆算的に考え、脂肪を減らすためのアクションを効率的に行えたからだと考えています。

それまで僕は、人間が太る理由は「摂取カロリーが多いから」、いわゆる食べすぎであること、そして運動不足が原因と考えていました。

この「カロリーのとりすぎが太った原因なのか？」さえもわからない状態だったかもしれません。とにかく、それくらい人体のメカニズムへの理解がなかったのです。

この状況は地図がないまま目的地にむやみに行こうとすることと同じで、この状態でダイエットを開始したとしても成功するわけがありません。なぜなら目的地がわからないからです。

だから僕はまず、「なぜ人間は太るのか？」を自分なりに徹底して分析しました。栄養学や生理学の初心者向けの書籍なども読みました。

そして「なぜ自分は太ったのか？」の把握に努めました。

カロリーと糖質！太る原因はコレ

僕の結論としては、やっぱり「糖質のとりすぎ」が太る原因だと考えています。

人間が太る要因について説明しましょう。人間は食事から糖質をとると血糖値が上がります。血糖値が上がると膵臓のランゲルハンス島から「インスリン」という血糖値を下げるためのホルモンが分泌されます。このインスリンは「肥満ホルモン」といわれています。

理由は、インスリンが血糖値を下げる作用とともに、摂取した栄養素を脂肪細胞や筋肉細胞にとり込む習性があるからです。要は食べた栄養を脂肪として細胞にとり込むのです。

糖質制限的な考えでは、これが脂肪増加の理由で、糖質を食べすぎると太るのは、このインスリンの働きによるものです。

なんとなく「お菓子は太る」というイメージがあると思いますが、お菓子だけでなく、主食である「白米・パスタ・麺類」などにも糖質はたっぷり含まれています。甘くないから糖質はないのでは?というのは大きな勘違いで、炭水化物などの主食にも血糖値を上げる糖質がたっぷり含まれています。

例えばお茶碗1杯分のごはんに含まれる糖質量は約50g。角砂糖が1個4g程度なので、1杯分のごはんで12粒の角砂糖を食べているのと同等の摂取糖質量になるのです。糖質は人間の活動に不可欠な栄養素ですが、とりすぎは脂肪蓄積の要因になります。

だから、もし今「痩せたいけど1日3回主食をとっている」という人がいたら、7日間の糖質デトックスをぜひ検討ください。

40歳以上の人は食生活の「当たり前」を見直そう

「食べる量は変わらないのに太ってしまった理由」についても解説します。一般によく言われますが、人間は年齢を重ねるにつれていろんな要因から痩せにくくなります。

- 筋肉量の低下
- 酵素の低下
- 貯蔵栄養素の低下

さまざまな方面から「栄養を代謝する力」を失っていきます。代謝というのは人間の体内で起きる化学反応で、「摂取した栄養からエネルギーをつくる」だったり「タンパク質が肌や髪の毛になる」のも代謝です。

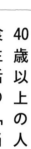

要は、代謝が活発な間は「栄養がちゃんと使われるから脂肪として体内に残らない」から太らない。ですが、代謝能力が落ちると「同じ栄養素をとっているのに使いきれずに脂肪として体に残る」のです。

年齢を重ねたら、早い段階で食生活の変更をしなければ、高い確率で太っていきます。特に40歳以降はこれまでの食生活の当たり前を根本的に見直すことが大切なのです。人間は20歳からすべての機能において老朽化がスタートしますので、実は闘いは20歳から始まっています、30歳からさらに加速します。

本書を読んでくれている20代後半の人も、そろそろ食生活の見直しを検討しなければ、脂肪蓄積まっしぐらなので、注意して食生活を少しずつ変えるようにしていきましょう。

早い段階から少しずつでも食べる量を減らしていくことができれば、大幅な体重の増加は防げる可能性が上がります。「食べる量は変わってないのに太り始めた」は代謝が下がっている、いちばんわかりやすいサイン。それを感じた場合は即、食生活の改善の手を打ちましょう。

主食を1日1回にするくらいの感覚で改善する必要があります。

主食は糖質のかたまりです。糖質は体を動かすエネルギー源。スポーツ選手や体を頻繁に動かす方であれば、運動をしているので多量にとる必要があります。しかし普段、通勤程度しか体を動かさないなど、運動不足の人に1日3食の糖質は多いように感じます。

ましてや、人間は年齢を重ねるにつれて必要エネルギー量が減り、代謝能力が下がります。だから、1日3食の糖質をとり続けると、エネルギーとして使われない糖質が脂肪として体に蓄えられ、太ってしまうことは想像に難くありません。

糖質は体に悪影響を与える栄養素ではありませんが、糖質のとりすぎは肥満の原因になります。適正な糖質量を考えながら主食の量を検討していきましょう。そうすれば思ったよりも、簡単に痩せることができると思います。

痩せないのは「栄養〟素〟失調」

「食べる量をしっかり減らしているのに痩せない」というパターンもあります。1000人のダイエットコンサルティングの経験から、これは相談者さんの年齢が高いほどその傾向があるように感じます。

豆腐やサラダチキンなど、カロリーが低そうで痩せそうな食材ばかり食べているのに全然痩せない方々。痩せそうな食生活をしているのに体重が全く落ちないケースがあります。

このときの原因は、脂肪をエネルギー化させる栄養素が不足していることです。カロリーを減らすだけでは体重や脂肪が減らないことも多く見受けられます。「摂取カロリーが減り、消費カロリーが摂取カロリーを上回るから当然、体脂肪が減る」と思いますよね？

実は摂取カロリーを減らしたり栄養バランスを誤ったりすると、代謝が落ちて痩せなくなります。脂肪が燃えなくなります。代謝は筋肉の量によるものとよくいわれますが、それ以外にも、食事誘因性熱産生や運動性熱産生など、さまざまな種類の消費エネルギーがあります。

これらに加え最近よくいわれるのが質的な「栄養〝素〟失調」です。たくさんの食物をとることで、栄養がとれているように一見思われますが、実は食材の栄養の中身がスカスカで、人間に本来必要とされる活動のための栄養素が「質的に」足りていないという状況です。

脂肪を燃やす栄養素が足りていないので、脂肪が燃えず、せっかくカロリーを減らしているのに消費エネルギーが少なく、カロリーの収支バランス的に痩せないという状況です。

このように、「栄養〝素〟失調」という課題に当てはまる場合に、重点的に摂取することをおすすめする栄養素があります。それはビタミンB群です。

ビタミンB群にはB_2からB_{12}までの種類があり、それぞれ栄養の代謝における役割が異なります。それらの「ビタミンB群」を、サプリメントなどから重点的に摂取することで、体重減量が加速する人たちを多く見てきました。

ビタミンB群は脂肪燃焼の基礎の基礎です。

人間は摂取した栄養素の「糖質」や「脂質」を、自身に備わっているエネルギー回路を通して、エネルギーに変えます。その過程の中で、実は「糖質」や「脂質」をエネルギーへと代謝させるために、さまざまな栄養素が絡んでおり、その中心にビタミンB群があるのです（64ページの図参照）。

またビタミンB群の栄養は注目度があまり高くなく、痩せるための栄養素として脚光を浴びていません。

ただ生理学上では、ビタミンB群は糖質や脂質を代謝して、人間の活動のためのATPというエネルギーを産生するために不可欠の栄養素です。これが実際のところ不足しがちで、その結果、体重が落ちないという人をたくさん見てきました。

例えばダイエットしていて「停滞期」なるものにハマり、体重が全然落ちなくなった人に対して「ビタミンB群を摂取してみてください」と店で販売するサプリメントをとってもらったところ「下げ止まっていた体重がまた下がり始めました」などの声をいただくこともあります。

このような経験から、僕はダイエット時に栄養〝素〟失調になったらビタミンB群を飲むとダイエットが再加速すると考えています。僕の主観的な意見でもありますが、ダイエットで体重が減らない、と悩む人はビタミンB群が豊富な食材やサプリメントで積極的に摂取することをおすすめします。

ビタミンB群を豊富に含む食べ物

ビタミンB1：豚肉、穀類など
ビタミンB2：レバー、ハツなど
ビタミンB6：にんにくや肉類、魚類など
ビタミンB12：貝類や魚卵、レバーなど
ナイアシン：ナイアシン：魚類、肉類など
パントテン酸：レバーやハツなど
葉酸：のりやレバーなど
ビオチン：レバーや落花生など

糖質デトックスのメリット①
食欲がリセットされる

人間が太る理由は、「糖質のとりすぎ」であることは理解いただけたと思います。そこで「糖質デトックス」することのメリットを紹介していきましょう。

糖質は人間の活動に不可欠な栄養素ではありますが、依存度の高い栄養素です。要は摂取しすぎることで、「もっとたくさん食べたい」と思ってしまう栄養素。

特に精製された「白米」「白いパン」「白砂糖」などは中毒性が高く、無意識にとりすぎると依存してしまうこともしばしば。そうすると食欲が常に乱れ、強い空腹感や口寂しさが続き、「何か食べたい……」と、お菓子に手が伸びてしまう、という行為を引き起こします。

その依存を7日間で断ち切ろう、という話です。

実際に僕が食事アドバイスをしている方にも「自分が甘いものをやめられると思わない」と言っていた人が7日間経過すると「本当に甘いものへの欲求がなくなりました」「おなかがすきにくくなりました」というコメントをいただいています。

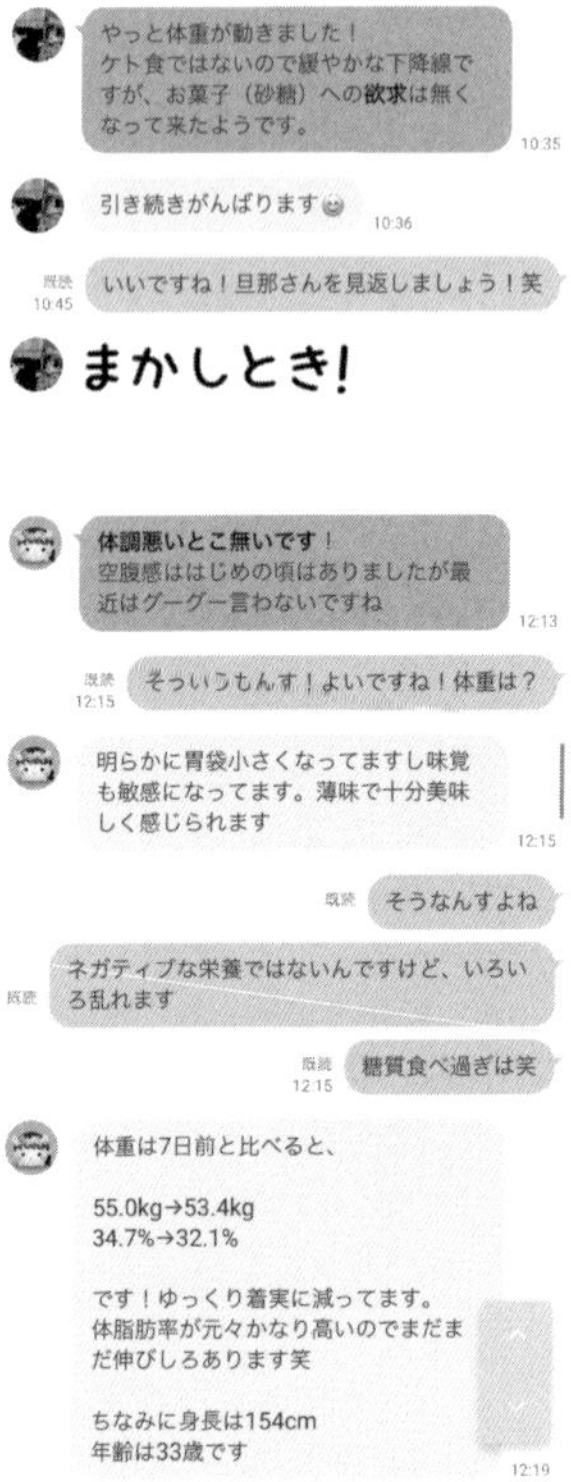

ミウラタクヤ商店公式LINEでの食事アドバイスより。

空腹感や口寂しさが抑えられるようになると、その後のダイエットはスムーズに進みます。ダイエットは「欲求との闘い」のため、欲求の原因を根本的にカットすることで、痩せる食習慣の定着が容易になります。だから7日間頑張って体からよけいな糖質を枯渇させ、食欲コントロールが容易になるようにしましょう。

糖質デトックスのメリット②
脂肪燃焼スイッチを入れる

人間が痩せるメカニズムは体脂肪の減少によって体重が減ることです。

体脂肪が減るメカニズムは、体脂肪がエネルギーとして使われて消費されることです。体脂肪は摂取した栄養素で、「余ったもの」が栄養として貯蓄されているかたまりなので、活用しなければ減らないままです。

人間のエネルギー源となる栄養素は、おもに「糖質」「脂質（体脂肪）」。活用され

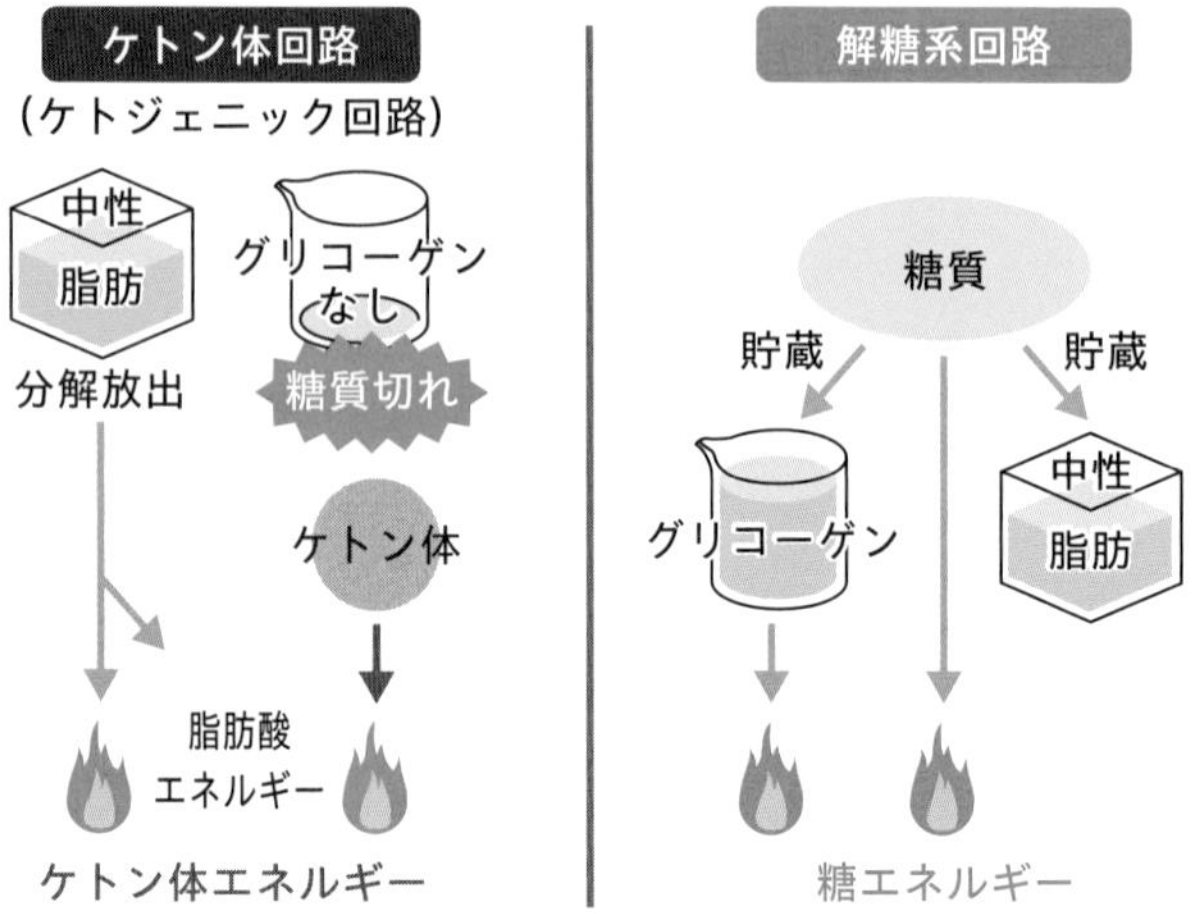

る優先順位も決まっており、糖質から優先的に消費されていきます（解糖系回路）。次いで脂質の順番で消費されています（ケトン体回路）。

だから糖質が体内に残っている限り、脂肪はエネルギーとして使われず、体脂肪が減ることはありません。

糖質を過剰に摂取し続けている限り、脂質は使われず、むしろ過剰に糖質をとってしまっている場合は、体重が減るどころか、体脂肪がさらに蓄積されていってしまいます。

成人が体内に貯蔵できる糖質量は400〜500gで1600〜2000キロカロリー。肝臓と骨格筋にグリコーゲンとして貯蔵されており、食事がとれないときのエネルギー源などに使われます。

脂肪燃焼のスイッチを入れるには、食事から摂取する糖質と、貯蔵している糖質を枯渇させ、人間のエネルギー源を「脂肪」に変える必要があります。

7日間の糖質デトックスは、糖質量を徹底して削減することで、この脂肪燃焼回路へのスイッチを入れることができます。糖質を体からしっかり枯渇させることで、脂肪燃焼のスイッチをオンにしましょう。

糖質デトックスのメリット③
短期的な体重減少でモチベーションを上げる

1日30gの糖質量に抑える糖質デトックスで得られるメリットはもう1つ、「短期的な体重減少」につながります。人により減りぐあいは異なりますが、少ない人でも1キロの減少。最大で1週間で4キロ減った人も見たことがあります。

体脂肪率が高く体重が重い人のほうが、減るスピードが速い傾向が見られます。

ただ、体重が減るといっても、正確に言えば「体水分量が減る」だけです。糖質という栄養素は1gにつき3gの水分が付着します。そのため、1日200gの糖質摂取で水分が600g増量します。糖質デトックスをすることで、この体水分量を減らし、体重が減ります。

ただ7日間の糖質デトックスの目的は体重を減らすことではありません。真の目的は短期間で、たとえ水分だったとしても体重を減らすことで、「ダイエット継続のモチベーションを爆上げする」ことです。

僕自身がダイエットで失敗を重ねている間は、ほとんどの方法が1週間続けても体重変動を全く起こしませんでした。そのためモチベーションが続かず、「ちょっとくらいならいいだろう」と、なしくずし的に食べたいものを食べるようになり、ダイエットが終わっていくということを繰り返していました。

しかし糖質制限ダイエットと出合い、1週間で3キロ痩せた経験をしたときは、「翌週も頑張ろう！」と気を引き締めてダイエットを頑張ることができました。

相談者さんの中にも「1週間でこんなに体重が落ちたのは初めてです！　7日目以降も、この食生活を続けてみます！」と、テンション高めの報告をいただく方が多くいらっしゃいます。

極端な糖質制限という方法には賛否両論ありますが、僕は減量のためのスタートダッシュを切るためにも「7日間糖質デトックス」を強くおすすめします。

350キロカロリーでこんなに違う、加工食品と無加工食品の話

僕は基本、在宅で仕事をしており、昼食は自宅で食べています。久しぶりにインスタントラーメンを食べたときに気づいたことがあります。

驚くことに、食材を生かした無加工なサラダ定食と、加工食品であるインスタントラーメンはカロリーがほぼ同じです。約350キロカロリーです。僕はこの事実に気づいたときに大変驚きました。

インスタントラーメン1杯と、サラダと卵・ソーセージにみそ汁もついている食事

だと、どっちのほうが腹もちがよさそうでしょうか？　おそらく後者だと思います。

● サラダ定食　○キャベツサラダ200g　○ソーセージ２本(40g)　○目玉焼き　○みそ汁１杯

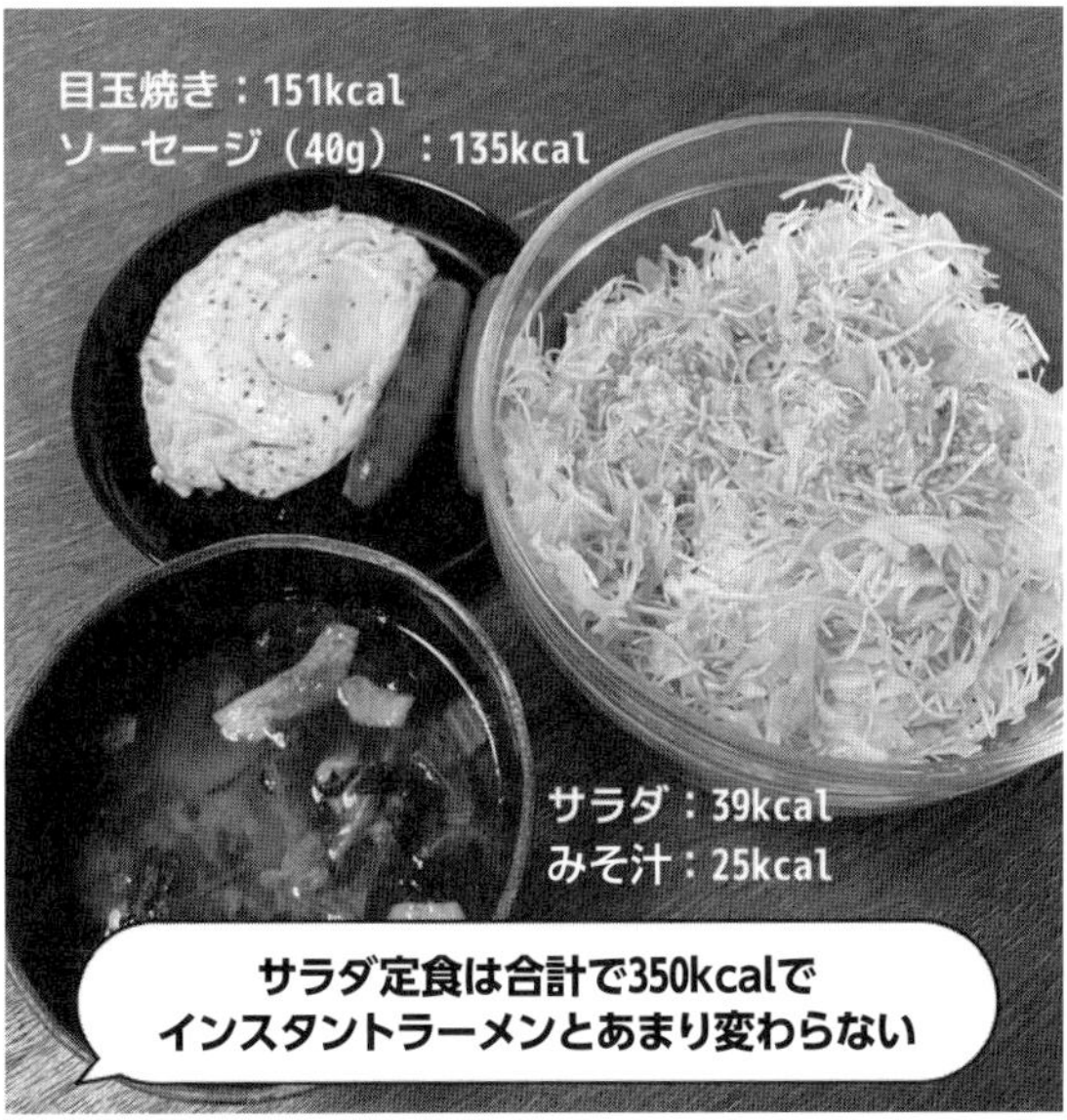
目玉焼き：151kcal
ソーセージ（40g）：135kcal
サラダ：39kcal
みそ汁：25kcal
サラダ定食は合計で350kcalで
インスタントラーメンとあまり変わらない

● インスタントラーメン

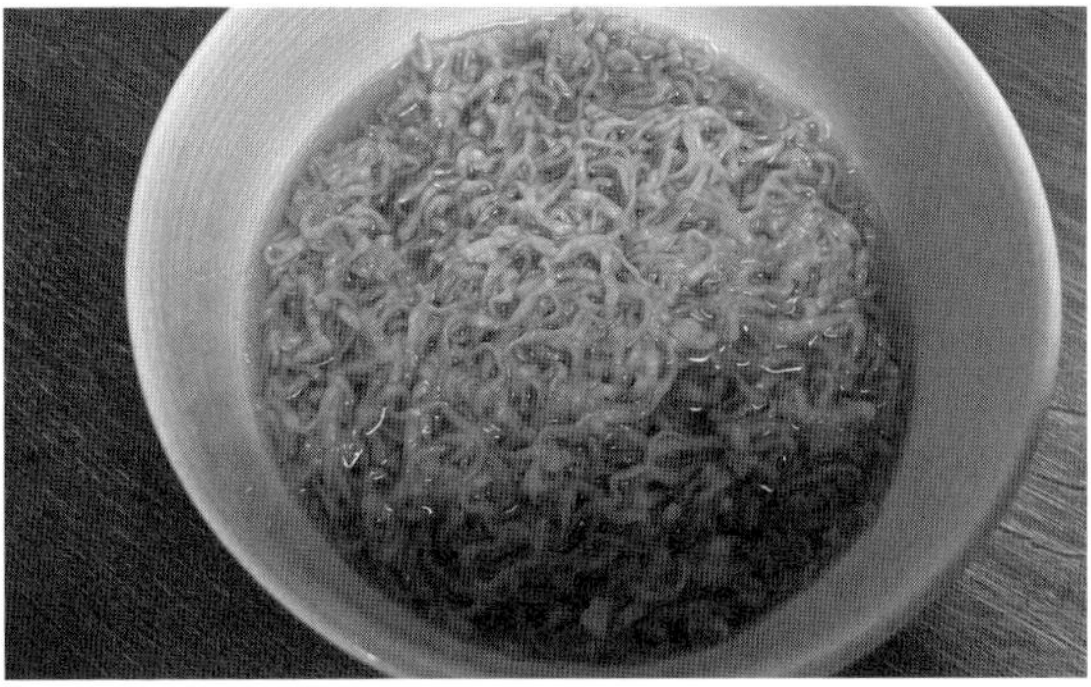

自分の食生活に興味をもち、「自分が何を食べているか？」を考えると、こういう発見が毎日あります。加工食品ばかりを食べていると「カロリーは摂取できている」のに「栄養素が足りてない」という状況に陥ります。

栄養素が足りないと脂肪が燃えなくなりますので、カロリーにおいても栄養素の役割を考えつつ、自分の食生活を意識するようにしましょう。

痩せるのはどっち？ 糖質制限vs.カロリー制限

僕のダイエット理論では糖質制限を推奨しています。そうするとやはり糖質制限に批判的な人の意見を目にすることがあります。糖質制限とカロリー制限は相反する主張になりがちです。

しかし、痩せる食生活は「人による」ということ。

- 夜の炭水化物を抜くだけで痩せる人もいます
- 糖質制限で1カ月に5キロ痩せる人もいます
- しかし糖質制限をしても1カ月に1キロも痩せない人もいます
- そういう人は逆に脂質制限をすると1カ月で3キロ体重が減ったりします

僕がアドバイスをしてきた人は、全員がしっかりダイエットしてきたとしても結果は違いますし、糖質制限で成功する場合もあれば、カロリー制限で成功する人もいます。一説によると肥満遺伝子により、フィットする痩せ方が異なるのですが、これは本当にやってみないとわかりません。

僕も確かに糖質制限で痩せたし続けているし、体感がすごくよいので、「糖質制限サイコー！」とは思っていますが、万人にはあてはまらないものだと考えています。

その理由は、「誰でも、食生活が整っていれば痩せる」ということ。実際に海外の研究では「カロリー制限でも、糖質制限でも体重の減量に影響はある」という結果が出ています。

糖質制限とカロリー制限の主張はよく真っ向からぶつかり合いますが、僕の中での結論は「いいとこどりしちゃえばよくない？」と思っています。

糖質制限のメリットには、

- 糖質量計算が簡単
- 意外におなかいっぱい食べられる
- 食欲コントロールがうまくいく

ということがあると思います。

一方のカロリー制限のメリットは、

● 炭水化物が食べられる

というところ。個人的には、おなかいっぱい食べたい人は糖質制限をして、米・麺の我慢は無理という人はカロリー制限をする、でもよい気がします。

極論ですが、結局のところ適切な糖質量とカロリー量を超えなければ太らないわけで、食欲マネジメントができれば「何を食べても問題ない」ってことです。

ただし、糖質という栄養素は「マイルドドラッグ」ともいわれて依存性が高く、食欲の乱れを生みやすいので、その点に注意したいところです。

繰り返しますが、糖質制限とカロリー制限はどちらも痩せます。だから自分にフィットする食事内容を選べばよいと思います。大切なのは「食欲がマネジメントできること」「習慣化できること」です。

人間の体は食事からできていると強く認識しよう

海外では「You are what you eat（あなたはあなたが食べたものでできている）」という言葉があるほど、人生のパフォーマンスを上げるために食生活は大事と考えられています。僕も本当にそう思います。自分が食べているもので、人生のクオリティは上がるし、下がります。

栄養価が高いものを適切に食べていれば脳が働き、人生の活動のクオリティが上がります。しかし栄養価の低いジャンクな食品ばかりを食べていれば、活動のクオリティが下がります。食べたもので人生のクオリティは変わります。

だからこそ、自分が食べているものに少し気をつかって「自分は何を食べているのか？」をもっと気にかけて、食生活のレベルを上げることで、人生のクオリティを上げていきましょう。

人生を好転させる意識がなければ、現状維持でよいと思います。しかし、人生を好転させたいなら、根本的に食生活を変えてください。「自分が何を食べているか？」をもっと意識して、自分の食生活は本当にこのままでよいのだろうかと疑ってください。

オーガニック食品を食べろとか、無添加の食品だけをとり入れろとか言うつもりはありません。僕もオーガニック食品とかは全く気にしていないです。ときにはインスタントラーメンやスナック菓子も食べます。

ただ「栄養バランスは大丈夫？」ということは気にかけています。

- 糖質・脂質は多すぎないか？
- 脂肪の原料になる栄養素ばっかり食べていないか？
- ビタミン・ミネラルは足りているか？
- お通じや腸内環境を改善する食物繊維は足りているか？

といった、栄養バランスに対する意識の変化は考えるようにしています。栄養素へのほんの少しの心がけで、僕の人生の質は劇的に変わりました。

厳密に行うと継続ができないのであれば雑でもよいのです。まずは「自分が何を食べているか」を気にするところから始めて、食生活を少しずつ変えていけばいいです。なによりも意識し続けることを大事にしましょう。

第3章

一生続けられる「食欲マネジメント」と「習慣化のコツ」

本章では継続的なダイエットを実践するうえで重要な「食欲マネジメント」と「習慣化のコツ」という部分にフォーカスして、僕の10キロ痩せた経験とダイエットコンサルティング、そしてダイエット研究から得られたノウハウをまとめています。

ダイエット中の人、これからしようとしている人が挫折しないように、「かゆいところに手が届く」ことを目ざしました。

食欲マネジメント編

生涯ダイエットをするための食欲マネジメント

痩せて、リバウンドをせずに過ごすには、ダイエットを生涯継続することが不可欠。

その継続に不可欠なのが「食欲マネジメント」です。マネジメントとは管理すること という意味で、「食欲を自分の意識下におけるようにする」という考え方です。

ダイエット中に「食欲を我慢できなかった私の意志は弱い」と考えた経験はありませんか？　それは勘違いで、空腹＝脳が栄養不足と認識している状態のことで、脳がそのように認識しているため、食事を求めるのです。

決して意志が弱いわけではありません。

栄養の力と習慣で解決することができます。

太るほどの過度な食欲を減らすために大切なのはこの2つ。

- 栄養をたっぷりとること
- 不要な栄養をデトックスすること

空腹感や口寂しさの正体とは？ 対策となる栄養素を紹介

人間は、活動するために体内に貯蔵しているものや口に入れたものから代謝を行い、エネルギーにしています。代謝をするには栄養が使われます。逆に言うと、代謝をするとエネルギーが減ります。エネルギーの貯蔵が減った時点で脳が「栄養が足りないから食べて」というサインを出します。これが空腹感です。

そのため、空腹感を減らすには適切な範囲内で栄養を摂取すればよいわけです。しかし、実はどんなに食べる量を増やしても、空腹感が出るときはあります。

なぜなら空腹感の正体は「食べ物が全部消化されたから」ではなく

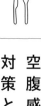

「栄養素が不足しているから脳がサインを出している」という状況のことだからです。

逆に言えば、食べる量が少なくても栄養素をしっかりとっていたら、食べ物への欲求は抑えられます。食べることが悪ではなく、空腹感を感じなくなる、栄養が豊富なものを「選んで食べる」という意識が大事です。

いちばん簡単な方法が、タンパク質と脂質と糖質のバランスを表すPFCバランスを変えること。もし「食欲が止まらない」という場合、第1章に書いた、7日間糖質デトックスを提案します。7日間はPFCバランスを2：7：1にしてみましょう。

- 低糖質なもの
- タンパク質が豊富なもの
- 脂質が多いもの

が食事としておすすめです。

▼低糖質なもの

僕も減量中に口寂しいとき、原則は低糖質なものを口にしていました。

- あたりめ
- ゆで卵
- ビーフジャーキー
- ナッツ類
- フランクフルト
- カカオ80％以上のチョコ

※砂糖を使うお菓子はもちろん、ポテトチップスやスナック菓子も厳禁。

加工食品でも素材に近い状態のものがよいです。原形をとどめてないものは添加物も多いのでＮＧにしていました。

▼タンパク質が豊富なもの

● プロテイン
● ゆで卵
● 肉類
● 大豆製品（豆腐、厚揚げなど）
● プロセスチーズ

一番のおすすめはプロテインです。おやつにプロテインを飲むと、空腹感がまぎれるし、不足しがちなタンパク質摂取ができます（コンビニのプロテインドリンクは糖質高めのものが多いのでNG、粉末のものが◎）。

プロテインが好きでない場合は、普段の食事の肉や魚の量を増やしてタンパク質の摂取量を増やすのが大事。さらに、肉や魚に含まれる脂質が満腹ホルモンをつくって空腹対策になります。

▼脂質が多いもの

- 豚肉・牛肉
- ツナ缶
- さばの水煮缶
- フランクフルト
- アボカド
- MCTオイル
- オリーブオイル
- えごま油
- あまに油

脂肪は糖と比較して、効率のよいエネルギー源です。

体内の糖の貯蔵量は（エネルギー換算にして）筋肉に約1500キロカロリー分、肝臓に約500キロカロリー分、合わせて約2000キロカロリー分です。

一度筋肉に貯蔵された糖は再び移動することはなく、肝臓に蓄えられた糖は血管を通して全身に運ばれます。

脂肪1キロからは9000キロカロリーのエネルギーをつくることができます。「体重×体脂肪率×9000キロカロリー」です。体重50キロ、体脂肪率20％の人の脂肪量は10キロなので、エネルギーに換算すると9万キロカロリー以上のエネルギーを生み出すことができます。

脂質をメインにエネルギーを産生する場合、糖質よりも脂質のほうが貯蓄量は多くなり、空腹感対策になります。そのため、食欲マネジメントのためにも良質な脂質からカロリーをとることをおすすめします。

甘いものがやめられない人はタンパク質と鉄分を

甘いものがやめられなかったり、空腹感を抑えられなかったりする場合におすすめなのが、「タンパク質」と「鉄分」を重点的に摂取してみること。

食欲のコントロールを司《つかさど》るホルモンにはレプチン、GLP-1、PYYなどありますが、レプチンは脂肪酸から分泌されます。

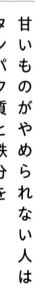

プロテインも摂取量を増やすと総合の摂取カロリーが減る傾向が見られるので、「食欲止まらない！」というときは、プロテインをアーモンドミルクや豆乳で割って飲んでみてください。低糖質で甘めのものを選べば、満腹感で口寂しさがなくなります。

そしてタンパク質がたくさんとれるわりに、一般的な菓子よりは低糖質で低カロリーです。

1週間ほど飲み続けると、空腹感に変化を感じられると思います（もちろん個人差はあります）。旺盛な食欲は1日の食事でおさまることはありません。1週間ほど続けてみて、自分の空腹感の様子を見るようにしてください。

意外な伏兵：鉄分を摂取すべき理由

人間のエネルギー産生はミトコンドリアで行われており、ミトコンドリアがエネルギーを生み出す回路に「TCA回路」と「電子伝達系回路」というものがあります。

この2つの代謝経路は、どちらも鉄を必要としており、「TCA回路」では、「鉄-硫黄クラスタータンパク質（コハク酸脱水素酵素など）」という各種の酵素が働きますが、名前のとおり、この酵素には鉄が必要になります。「電子伝達系回路」にも、電子を輸送する「ヘム酵素（シトクロムＰＡ４５０オキシダーゼなど）」に鉄が必要です。

鉄不足があると、「ＴＣＡ回路」と「電子伝達系回路」の両方とも、きちんと働きません。つまりエネルギーがうまくつくれません。よって体がスピーディーにエネルギーを生み出せる糖質を欲しがってしまうことがあります。そのため空腹感が強い、甘いものへの欲求が強い場合はサプリメントなどで鉄分を摂取するようにしましょう。

セカンドミール効果を意識して朝食にタンパク質を

「セカンドミール効果」という言葉があります。意味としては「１食目の食事によって２食目の血糖値の上昇を穏やかにできる」というものです。復習になりますが血糖値の上昇が穏やかになると、インスリンの分泌が抑えられ、脂肪細胞の蓄積を軽減し

食材の鉄分量の目安

食材	鉄分
豚レバー	13.0mg
鶏レバー	9.0mg
赤貝	5.0mg
牛レバー	4.0mg
牛肉	2.8mg
めざし	2.6mg
砂肝	2.5mg
まいわし	2.1mg
かつお	1.9mg
まぐろ	1.8mg

食材	鉄分
レンズ豆	4.3mg
納豆	3.3mg
小松菜	2.8mg
枝豆	2.7mg
ひじき	2.7mg
厚揚げ	2.6mg
サラダ菜	2.4mg
そら豆	2.3mg
水菜	2.1mg
ほうれん草	2.0mg

※すべて100gあたりの数値
（出典：日本食品標準成分表2020年版）

てくれます。

例えば大塚製薬の研究によると、大豆菓子を1食目に食べてからお昼ごはんを食べると血糖値の上昇が穏やかになる、という実験結果などもあります。

大豆菓子やヨーグルトなど、タンパク質系の食材に、その傾向が見られるので、朝の1食目にプロテインを飲むことをおすすめします。

そもそも「昼間はエネルギーを使うので、おなかいっぱい食べないと元気が出ない」といわれますが、僕の経験上「幻想」でしかないと考えています（個人差はある）。特にオフィスワーカーは小食でも平気ではないでしょうか。

むしろ腹八分目くらいがいちばん仕事のパフォーマンスが高いと僕は思っています。あとは昼食をとらずに夜にがっつり食事を楽しむ感じです。

いろいろパターンはありますが、とにかく「食生活の改善で仕事のパフォーマンスは上げられる」ので、昼間から夕方に眠くなってしまう人で、仕事のパフォーマンスを上げたい場合は、

- 野菜から食べる
- ゆっくり食べる
- 低糖質を意識する
- セカンドミール効果を意識する

などを実践するとよいと思います。

睡眠不足は食欲マネジメントの敵。夜スマホをやめてみる

海外の研究で「睡眠時間が短い場合、人間の摂取カロリーは増える」という研究結果があります。意志の問題ではなく、統計的に睡眠不足の人は、摂取カロリーが増え

ます。

また睡眠不足になると、ストレスを軽減するためにコルチゾールというホルモンが分泌されますが、このコルチゾールが脂肪の分解を防ぎ、痩せにくい状況をつくります。

睡眠不足はダイエットや健康においては一番の敵といってもよいかもしれません。だから寝るようにしましょう。

仕事などで難しい場合もあると思いますが、ベッドに入ってからずっとスマホをさわってしまっていたり、単純に夜ふかしで寝不足だったりということであれば、一度しっかり睡眠をとるようにしてみてください。睡眠の環境を改善するだけで痩せやすくなります。

心理学的に無意識の食欲をコントロールする方法

ダイエット中には「食べちゃダメだ」というストレスがあると思うのですが、実は食欲を抑えるのに逆効果になります。そのため「やめる」って考えではなく「あとで食べるようにしよう」と考えるようにしましょう。

アメリカの心理学会の研究によると、甘いものが食べたくなったときに「今は我慢だ！」と意志の力で食べないように抑制するグループと、「食べてもいいけど、あとで食べよう」と先延ばししたグループに分けてスイーツを与えました。その結果、先延ばししたグループのほうが我慢でき、また食べたスイーツの量を約50％も減らすことができたのです。

「食べないと決めるストレス」がダメ

これを実践するなら、お菓子を食べたくなったときに「今日はお菓子を食べないと決めた！」と思うより「今は食べないで寝る前に食べよう」と先延ばしにしたほうが、お菓子を食べずにすむ可能性が上がります。

食べるのがNGなのではなく食べ続けることがNG

人間が太る理由は「お菓子を食べる」からではなくて「お菓子を食べ続ける」から。お菓子を食べる理由は「なんとなく食べている」って場合と「なぜか食べるのをやめられない」場合だと思います。

現に「食べる必要はなかった」と思うような食事をして後悔する……みたいなこと

は多々あると思います。太る理由は栄養過多で、要は食べすぎ。だから「なんとなく食べたい」をやめられれば、まず太ることはないと思います。

「なんとなく食べたい」をやめる方法

その① 本当に食べたいか確認する

お菓子に手が伸びたときに「なんで食べたいと思ったのか?」「本当にその間食は必要か?」の2つを自分に問いただしてください。

前者は何回も確認することで「自分、間食いらんわ」って気持ちになれるし、後者は「不要なときは食べなくてすむ」からです。

一番の太る原因は、食事を「なんとなく」で選んでいるからで「事細かに確認する」ってことをすれば、食べる量は減らせます（※もちろん個人差あり）。なので食べるたびに「このお菓子は食べる必要ある？　なんのために食べるの？」と自分に聞いてみてください。

その② 先延ばしにする

117ページでお伝えしたとおりの方法です。人間の「強烈なモチベーション」は実は長くは続かず、30分くらいという研究が出ています。だから「食べたい！」という欲求も、意外にすんなりなくなります。

そのときに「あとで食べるから」と余白を残しておくとお菓子を食べるのをやめる確率が上がります。そのメカニズムを活用して「先延ばしにしてみる」テクニックを使ってみてください。

習慣化のコツ編

痩せたい人は太った原因を分析する

ダイエットがうまくいかない理由は「太った原因を理解していないから」なのですが、この原因をさらに深掘りすると「みんな自分の食生活に興味がない」ことが多いのです。

「自分が何を食べているのか？」ということを理解すれば、ダイエットは意外に簡単です。ダイエットを習慣化させることも簡単です。

自分が食べる食材は糖質がいくらで、カロリーはどれくらいなのか？

健康によいといわれているタンパク質はどれくらい含まれていて、便秘の対策になる食物繊維はどれくらい入っているのだろう？　この食材に含まれるビタミンは、体にどんな影響があって、ダイエットにはどれくらい効果があるのだろうか?:などなど。

人間の体は食事でつくられます。痩せたいのであれば、仕事のパフォーマンスを上げたいのであれば、健康に暮らしたいのであれば、自分の食生活にもっと興味をもつことが非常に大事です。

だから「方法論」にこだわるのもよいのですが、僕は「ダイエットするなら太ってしまった原因を理解しようとする」ために「自分の食生活にもっと興味をもつ」ことをおすすめします。

痩せたいなら食事の記録をとることから

分析をするというと仰々しいですが、まず自分が何を食べているかの把握がダイエットにおいてはいちばん大事。最も簡単な方法は、自分が食べたものの写真を撮っておくこと。そして3日分の食事写真がたまったら、「見返してみること」をおすすめします。

ダイエットのアドバイスをするときに「普段何を食べていますか?」という質問を必ずするのですが、「ごはんや麺類とか」と、案外自分が食べているものを把握していません。

自分が食べているものの把握ができなければ、対策も立てようがありませんよね。

自分が食べているものを把握していないという方がいましたら、ぜひ記録をすることから始めましょう。ノートにメモしてももちろん大丈夫です。

まずは自分の食べているものの把握。「こんなに脂っこい食生活していたのですね」とか「この食生活していたら太りますよね」と気づきを報告してくれる相談者さんもいます。そこから自発的に食生活の改善を行い、簡単に痩せた人もいます。

海外では「レコーディングダイエット」と呼ばれるのですが、「記録するだけ」でも痩せる人もいます。なので、まず自分の食生活を記録することから始めてみましょう。

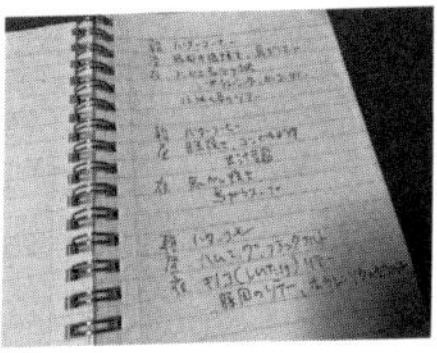

自分が食べたものを
ノートに記録すると
新たな気づきが！

この「3つのコツ」を知っているだけで誰でも運動は続く！

「運動が続かない」という相談は、僕も日頃のダイエットカウンセリングでよく受けます。たいていの人から「三日坊主なので……」とおっしゃるのですが、努力家ほど苦戦します。続かなかったと告白されたら「ああ、頑張りやさんなんですね」と即答するレベルです。

なぜかというと、努力家さんは「頑張ってしまうから」。実は必要なのは頑張りじゃなくて、「頑張らなくてもいい仕組みをつくること」なんです。

運動習慣をつける3つのコツ

● 毎日の中に「起点」をつくる

- しんどくないレベルに抑える
- 長く続けることを最優先する

習慣化のコツその① 毎日の中にごくごく簡単な「起点」をつくる

娘が幼稚園に通い始め、毎朝バス停まで送るのは僕の役目になりました。僕はちょうどそのころ、ジョギングを始めようと考えていました。

始めるからには習慣化したかったので、僕は「娘の乗ったバスが走り出したら、僕もジョギングのため走り出す」をルール化しました。

これは習慣化の定番で、「何かをするときに○○をする」とルール決めをする「if then理論」です。心理学的な面でもきわめて効果的です。

方法は簡単、なんでもいいから生活の中から「毎日○○している」ことを見つけだし、その毎日の○○のあとに新しくとり入れたい習慣を入れるだけ。これだけのことで自動的に継続性が上がるのです。

毎日無意識のうちにしているようなことほど有効です。例えば、

- 歯を磨く → if 磨き始めたら → then 1分スクワット
- ごはんを食べる → if お箸を持ったら → then 野菜から食べる

というように、ifとthenをセットにして行動にひもづけるのです。

このあとに21日理論というのもついてきます。ifの部分だけ強く暗記し、なめらかにthenが始まるように、最初の21日だけは頑張る必要があります。でも、たった21日の間続けることができれば、この習慣化は基本的に成功です。

習慣化のコツその② ハードルを「しんどくないレベル」まで徹底的に下げる

運動の内容そのものについても意識を変えてください。「痩せたいならつらくないと意味がない」という勘違いがありますが、そんなことは全くありません。

普段運動をしていない人ならば「ちょっと早歩きで30分歩く」程度でも相当の効果があります。それがスクワット5回でも、毎日続くのならなんでもいいのです。なぜなら、ダイエットにおいて必要なのは、「少しだけ負荷を上げる」ことだから。なので、運動は「毎日続けられるレベルまで負荷を下げる」のが正解です。

それが継続のコツです。

真面目な人は最初から負荷が大きい運動を始めがちですが、人間はしんどいことは心理コストも高いため、「続かない」ということに必ずなります。

僕は「ジョギングを始めました」と言いましたが、最初は「それってジョギングなの？」と笑われてしまうような低負荷からスタートしています。

歩く↓ちょっと走る↓息が上がりそうになる↓歩く↓またちょっと走る↓息が上がりそうになる↓歩く

ほとんど歩いていますよね（笑）。最初の21日は、むしろこれ以上のことはしないように自制し、かわりに毎日30分確実に続けることを最優先にしました。

このような習慣であれば、継続できます。大事なのは継続することを最優先とすることです。

習慣化のコツその③ 長く続けることを最優先する

「負荷をかける」「習慣化させる」

この両者には個人個人のバランスがあるのですが、なにより大切なのが②でもふれているとおり、習慣化そのものを最優先することです。

ダイエットで非常によくある失敗が、結果を求めて「つらいメニューを精神論でこなそうとする」こと。いきなり絶食、いきなり毎日5キロランニング、いきなりサウナに2時間こもる。こういった努力は短期的に痩せたとしても、長期的にはダイエットにならないのでやめましょう。

短期勝負のダイエットは99％が即リバウンドします。なぜなら、当たり前ながらダイエットをやめる瞬間が訪れて、終了後は元のエネルギー収支に戻るからです。

ダイエットの王道は「痩せる、健康になる習慣」を「自分の毎日の習慣にすること」です。違う言い方をすると、食生活と運動習慣を整えたら結果的に「痩せることができてしまった」というのが一番の理想なのです。

習慣化できればどんどん「楽して痩せられる」ようになる！

ジョギングにおける習慣化のメリットは運動機能が高まるということ。「息が切れずに走れる距離が長くなる、スピードが速くなる」。要は、つらさを感じることなく体に脂肪を燃やす負荷をかけられる状態になります。

僕の場合、開始当初のスピードは7分で1キロメートルでしたが、半年で5分半で1キロメートルくらいまで上がりました。もう息切れはしないのですが、体にかかる負荷が上がっているため、脂肪は燃えます。

つまり、僕は「楽して健康になれる」状態を手に入れることができたのです。

僕はこの3年間、体と健康についてさまざまな角度から考えてきました。そして得た結論は、「痩せる習慣を、呼吸と同じくらいの無意識レベルで暮らしに組み込めたら、人生がすごく楽!!」ということ。

- 毎日やっていることに起点をつくり
- しんどくないことを毎日続けて
- 最終的に痩せる習慣になる

どうでしょう、生きているだけで健康になっていくだなんて、とっても人生が楽になると思いませんか? さっそく、if thenから始めて、健康生活を習慣化させましょう。

しかし、運動は痩せづらい。痩せる期待値を下げよう

最近の風潮にこそ、「痩せるなら運動より食事改善だ！」というものを感じますが、その理由は運動が非効率だからです。60分ウオーキングしたとしましょう、ざっくりと、その60分で減るカロリーは２５０キロカロリー程度といわれます。

これは「お茶碗１杯分の白米のカロリー」とほぼ同じです。要は60分かけて歩いたとしても、おかわり１杯したら、それで運動分の消費したカロリーがなかったことになります。人間が運動で減らせるエネルギーってこれくらいなのです。

逆に食事を減らすことで減らせるカロリーってそれくらいあるのです。これだったら正直、食事制限を頑張るほうが手っとり早くないですか？　僕は今またダイエット

するなら、まず食事改善へのとり組みから開始します。

ちなみに人間の体脂肪1キロは7200キロカロリーといわれており、お茶碗1杯250キロカロリー分を減らしたとして、30日継続すると7500キロカロリー、これで1キロ減る計算になります。また逆に60分のウオーキングを30日間続けたとしても、減る体重は1キロになります。

もちろん代謝の差があるため、一概には言えないですが、ざっくりした計算式としては間違っていません。人間が運動で痩せる効率性はこの程度です。

だから、これから痩せたいって人に伝えたいことは、痩せるなら食事からだと考えてください、ということです。

第4章

二度と挫折しない！
リバウンドしない！
ダイエットの疑問に答えます

Q 停滞期、どうすれば乗り越えられますか？

ダイエットしていると必ず起きる、体重が下がり止まるという生理現象「停滞期」は、僕がダイエットコンサルティングをしている方にも多くいらっしゃいます。僕も停滞期を感じるような時期もありました。

停滞期の原因は人間の現状維持システム（ホメオスタシス）が働き、「急激に体重が落ちることを防ぐ」状態になっているといわれていますが、そのメカニズムの詳細は解明されていません。そのため、確実な対策方法は見つかっていませんが、食生活や生活習慣を変える対策方法は6つあります。

ダイエットの停滞期の過ごし方① 糖質を減らす

停滞期は食事制限をゆるめたことが原因になることがあります。長期間のダイエットで自分の食事制限がゆるくなっていると感じている方は、あらためて糖質制限を実践してみましょう。すでに糖質制限をしている方は、今よりストイックに糖質を減らしてください。

ダイエットの停滞期の過ごし方② 日常で体を動かすのを増やす

日常生活の中で運動不足を感じる方は、体を動かす機会を積極的につくっていきましょう。掃除や洗濯といったちょっとした家事や階段の上り下りなど、なにげない日常の中で体を動かす機会を増やすことが大切です。

ストイックにダイエットに挑戦している方は毎朝のジョギングをとり入れると、効率よくエネルギーを消費できます。もちろん、継続が最も大切ですので、無理のない範囲内で行うことも心がけてください。

ダイエットの停滞期の過ごし方③

寝る時間を増やす

停滞期はダイエットの中でもストレスがたまりやすい時期なので、乗り越えるためのストレスケアを心がけましょう。ストレスはダイエットの天敵にもなるため、最小限に抑えるための長時間の睡眠は非常に大切です。睡眠は成長ホルモンが分泌され代謝が促されるため、体重が減る効果も期待できます。

ダイエットの停滞期の過ごし方④

お酒をやめる

ダイエットの停滞期に晩酌をしている方は、一度お酒をやめてみましょう。アルコールはエネルギーとして優先して活用されるため、お酒を飲む機会が多ければ多いほど、糖質や脂質が体にたまりやすくなり、中性脂肪が増えてしまいます。お酒は長期間やめるのではなく、2～3日様子を見ながら停滞期を過ごしてみましょう。

ダイエットの停滞期の過ごし方⑤

ビタミンB群サプリを飲む

体重減少が下がり止まったときに実践してみてほしいのが、ビタミンB群のサプリメントを摂取するという方法。第1章にも書きましたが、ビタミンB群はエネルギー産生を行う際に不可欠な栄養素です。停滞期の場合、ビタミンB群不足の可能性もあります。

ダイエットの停滞期の過ごし方⑥

1日断食をしてみる

あらためて脂肪燃焼スイッチを入れるために、1日の断食をしてみるのもおすすめです。人間は飢餓状態になることで、脂肪をエネルギー化させるスイッチが入り、脂肪が燃焼され減っていきます。断食によって強制的に飢餓状態をつくることで、停滞期の脂肪燃焼スイッチを入れてみましょう。

Q 断りにくい職場での差し入れはどうする？

職場などで差し入れをもらう環境の人はいると思います。その場合は「角《かど》が立たずに差し入れを断る文句」をあらかじめ考えておきましょう。僕がお客さんからいただいた意見で、いちばん汎用性がありそうだったのが、「家族がめっちゃ好きなので、持って帰っていいですか?」です。いろんな方に聞きましたが「持って帰る」が多くの人にとっての正解のようです。

人からの好意ですし、少しならたいして太る原因でもないので、食べていいと思います。その場合も68ページや97ページに書いたとおり、食欲の乱れに注意するようにしてください。

Q ダイエット中、油ものは食べていいの?

ダイエットの大敵と思われがちな脂質。1gあたり9キロカロリーあるので、太る印象が強いのではないでしょうか?

しかし実は脂質については、質にこだわること、糖質と一緒に食べすぎないことを守れば、それほど気にすることはありません（太らない分量は人によります）。種類を選んで質のよいものを選べば、細胞膜の原料になったり、体内の炎症を抑えたり、脂肪燃焼を促進してくれるという側面などももっています。

脂質をとるときの注意点としては

- オメガ6系は極力控える
- なるべく質が高いといわれる油をとる

よく「オメガ3系は体によい」という話を聞くことがあると思います。あれはオメガ3を積極的に摂取して、オメガ3系とオメガ6系の摂取バランスを整えることで、健康を維持しようという話です。

実は飲食店や加工食品で使われる油はオメガ6系が多いのです。本来オメガ3系とオメガ6系の摂取量のバランスは、「1：1」もしくは「1：3」などのバランスが理想的といわれています。

しかし現代人の食生活の場合、比率が1：10になっていて非常にバランスが悪い。オメガ6系の摂取量が多い場合、体内に炎症が起きてしまうので、炎症を抑えるために、健康維持のためにオメガ3系の脂質を積極的にとるようにしています。

自宅で使う油についても、サラダ油、米油などはオメガ6系なので控え、オメガ9系の「オリーブオイル」やオメガ3系の「えごま油」「あまに油」、またDHAやEPAが豊富に含まれているさば缶などで魚の油も積極的にとるとよいでしょう。

僕が糖質デトックスをする場合は脂肪燃焼を促してくれる「MCTオイル」をコーヒーやプロテインなどに混ぜてとり入れるようにしています。

とはいえ外食やコンビニ食をいっさい食べない、というのも不便きわまりないですし、僕も1カ月に一度は加工食品などを食べます。が、平日など特に食事にこだわらなくていいときは、少量の食事で質のよい油を積極的にとるようにしています。

Q ダイエット中は低脂肪食品を選んだほうがいいの？

糖質制限ダイエット中においては、低脂肪食品はあまりおすすめではありません。理由はシンプルで、低脂肪のほうが糖質が高い場合が多いのです。

低脂肪は脂質を抑える分、味の調整を行っているため、糖質が高くなりがちです。よかったら、スーパーで表示を調べてみてください。きっと通常のものより糖質が多いかと思います。

糖質デトックスでは脂質の量をそこまで気にしません。例えば、低脂肪牛乳は脂質を抑えて糖質を高くするという構図なので、糖質デトックスには向きません。脂質を減らすのは、脂質が脂肪になるという極端な誤解から。まだまだ「低脂肪」を強調する食品は多いのですが、低脂肪はひと手間「加工」しているものが多いです。

脂肪は悪者と思われがちですが、適量であれば体に必須の栄養素ですし、食べ方によっては太りにくいものです。無条件に「低脂肪」を選ばずに一般的なものを選んでもよいかと思います。

Q

飲んべえさん必見。お酒とのつき合い方は？

僕は毎晩ビール500㎖と焼酎やワインを飲みます。一般の方の数倍は飲む飲んべえです。でも4年間リバウンドしていません。その経験からお酒について述べさせていただくと、「減量期」は飲まない、もしくは低糖質なものを飲む。週2の休肝日は必須。リバウンドしない「維持期」は全く気にせず飲んでよいと考えています。

お酒は太る、とよくいわれますが、それについての見解を述べます。

お酒は脂肪の分解を阻害するので減量期に飲むと痩せにくくなる。

お酒を飲むことで太ることはない、太るのは一緒に食べるつまみのカロリー。

お酒の分解をするのは肝臓で、お酒を飲むことで肝臓のキャパシティーは狭くなります。要はお酒を飲むことで、本来は脂肪燃焼や代謝に使われるべきだった肝臓の容量がなくなり、脂肪が減るスピードが下がってしまうのです。

実際に海外の研究機関の結論としても、「お酒は脂肪の分解を阻害する」というものがあります。

「糖質ゼロのハイボールだったら飲んでいいですか？」と質問をいただくことがよくありますが、僕の答えは最初の7日間は肝臓にしっかり働いてもらうために、断酒するようにしましょう、です。

また最初の7日間は断酒したあとは少しずつ飲むようにしてもよいと思います。僕自身も8日目以降はお酒を飲んでいました。実際に影響がどれくらいあるかは未知数ですが、僕も減量期にお酒を飲むときは糖質ゼロか低糖質のワインなどを飲むようにし、低糖質を心がけていました。

減量目標達成後の、リバウンドしないように体重を維持するための食生活の場合は、好きなものを飲んでもかまわないと思います。

Q ダイエット中の外食はどうすれば？

ダイエットをしていても環境によっては外食が増えてしまうことも。そんなときに僕がおすすめするのは「ファミレス」です。ファミレスはメニューが豊富なうえに実は糖質制限メニューが多く選べるようになっています。

ファミレスには必ず「サラダ」「グリル」「ステーキ」などがあります。糖質デトックスは、カロリーではなく糖質量を指標としてのダイエット。

その場合、ファミレスは「加工されすぎてないメニュー」が豊富。だから糖質制限中は、手軽に食べられるラーメンやそば、定食などではなく、ファミレスで外食するのがおすすめです。

ファミレスで「ステーキ」「サラダ or 焼き野菜」「澄んでいる系のスープ」を軸にいろいろなメニューを使い回せば、立派な糖質制限ダイエットになります。

Q ダイエット中に居酒屋で選ぶメニューのおすすめは？

夜の外食では居酒屋に行くことも多いかと思います。そんなときは、メニューは低糖質のものを選びましょう。枝豆、豆腐、刺し身などなど。居酒屋はメニューも豊富なので選択肢が多く、友人と食事するときに不自然でなくメニューを選ぶことができるでしょう。

気をつけるべきは、デンプン質の根菜、ポテトサラダ、砂糖を使ったタレなどの調味料、練り物、〆の米や麺を使ったもの、などは避けるようにしましょう。できるだけ食品が加工されすぎていない、食材そのものに近しいメニューを選ぶと失敗しないと思います。

とはいえ、居酒屋のメニューって全部ＯＫなの？と問われれば、カテゴリーによります。またそれによって注意点も異なります。

僕はダイエット中に外食するときは「中華料理店」は避けます。理由は中華料理には、とろみのために片栗粉を多用するためです。片栗粉も糖質高めで、しかも中華料理は油もたっぷり使います。糖質も多いし、脂質も多量なので、ダイエットには向きません。

糖質と脂質の両方とも多い料理が最も太ります。

もちろん「維持期」であれば、食べ続けなければ太ることはないので、たまに食べる程度であれば全く問題ないです。実は僕は中華料理が大好きです。しかし太らないように注意しながら食べるようにしています。

ダイエット中だけは、中華料理店を避けるようにしましょう。

Q

職場で弁当が出る。そんなときはどうする？

ダイエット相談者さんから「職場で弁当が出るので厳密な糖質デトックスができません」という相談をよくもらいます。その場合は、昼以外の食事で厳密な糖質デトックスをするようにしましょう。摂取した糖質やカロリーの計算は、1日単位ではなく1週間単位で考えるとよいです。

また朝と夜にしっかりした制限ができていれば、昼食に幾分かの糖質を食べたとしても、ダイエットはできます。確かに厳密に糖質デトックスができている人に比べると、体重が減るスピードは遅いかもしれませんが、脂肪は減っていきます。

Q 食べすぎたら努力は水の泡になってしまう？

せっかく頑張って食事制限していたのに、何かのキッカケで食べすぎてしまった。そんな経験があると思いますが、

結論、気にしなくてよいです！

「週末だけで2キロ太った……」
「食べすぎたから何も食べない……」
「今までの努力が水の泡に……」

頑張っていたのに、友人に誘われて、ついつい好きなものを食べてしまった。安心

してください。１日のカロリー量程度で人間は大幅には太りません。糖質で太る場合はむくみなのでＯＫ。糖質を多くとると体重が増えます。しかしそれは体水分量が増えただけの話なので、安心してください。

糖質を３００ｇとったら、人間は体重が９００ｇ増えます。だけど安心してくださ い、「水分」です。

また糖質デトックスを再開したらむくみが落ちて１～２日で元に戻ります。だから気にしないでください。

糖質デトックスを７日間頑張って、体内に貯蓄されている糖質を４００ｇ消費したとして、週末に糖質を大食いしても、また貯蔵分がストックされるだけで７日間の努力が水の泡になるわけではありません。

人間ってそんなに簡単に「めちゃくちゃな量」を食べることはできないので、1〜2日暴食しても、また節制すれば全く問題ないです。

「断食しなくっちゃ」って調整を考えると思いますが、それはそれでアリ。シンプルに疲れた内臓を休ませてあげられますし。ただ断食するときに「過剰なストレス」を感じたら、反動で「さらに食べてしまう」って可能性もあるので、ストレスを感じたらやめましょう。

まとめ

ミウラ式

「糖質デトックス」7つのルール

ルール1 最初の７日間で糖質を体内から抜く！
１日の糖質量は30ｇ以下

ルール2 8日目以降は目標体重まで
糖質量80ｇ以下を目指す

ルール3 食欲に注意して食事量を「腹八分目に」

ルール4 脂肪を落とす減量期は
朝プロテイン＋１日２食

ルール5 便秘を防ぐために食物繊維は
１日20ｇ摂る

ルール6 ビタミンＢ群50㎎以上をサプリで
摂取し、エネルギー産生を！

ルール7 ダイエットは一生続ける意識を。
そうしたら絶対にリバウンドしない

第5章

僕のダイエットの履歴書。
10キロ太って
10キロ痩せるまでの道のり

睡眠時間4時間、ブラック企業で働いても全く太らなかった

今回、僕のダイエット成功体験を語るに欠かせないのが「20代まで全く太らなかった僕が、なぜ太ってしまったか？」という理由です。

よくある話で、20代のころは全く太りませんでした。何をしても太りませんでした。どれだけ食べても、睡眠不足など生活環境が劣悪だったとしても、です。

僕が新卒で入った会社は典型的な「ブラック企業」でした。

朝7時半から始業、深夜の12時まで働き、仕事が終わったら上司や先輩に連れられ朝方4時まで飲みに行く。そしてまた7時半から働き始める、みたいな。

食生活も朝は菓子パンと微糖コーヒー。昼はラーメンとチャーハン、夜は10時くら

いに大盛りの弁当をたいらげ、深夜は飲んでメにラーメンを食べるという、アルコールと、カロリーと糖質を過剰摂取するトリプルパンチな毎日を過ごしていました。

ダイエットの大敵、睡眠時間も1日に3～4時間程度、まさに「太るにうってつけ。脂肪を蓄積すること間違いなし」な生活を送っていたのですが、入社から3年ほど体重は微動だにせず、体重68キロから全く変わらない日々を過ごせていました。

30歳からジワジワ増えて体重が人生初の「70キロ台」へ

「体脂肪」と無縁の生活を送り、ブラックな環境で働き続けているにもかかわらず全く太らなかった20代だったのですが、30歳を超えたあたりから、ジワジワと体重が増えてきたのです。気づけば人生で初めて見た、体重計の「70」という数字。

「なんやこれ、体重計が壊れているのか？」と何度も量り直したものの、数字は変わらず。人生初です。「68キロ」の左側の数字が「7」になるのは、僕としては大事《おおごと》です。見たことがない数字だったので。

「太ったのは嫌だなぁ」くらいの、少し焦りは感じましたが、見た目がそんなに変わっていなかったので「まあ、少しくらいええやろ、僕も30歳やしな」と食生活も変えず、相変わらずに昼食は炭水化物＋炭水化物を食べる、間食も自由にとる、酒を飲む、飲んだら〆で麺類や雑炊を食べる、みたいな生活をしていました。これから増えるであろう体脂肪というものをなめていたのです。

焦りのなさに拍車をかけたのが家族。

たまに実家に帰省して「いやー、少し太っちゃってさ」なんて相談をすると、「男は少しくらい恰幅があるほうが落ち着き出ていいよ、あなた少し細すぎよ、少しは太ったほうがいいよ」と言われ、「確かに！」みたいな感じで、太ったことを全く気にせず、食生活も変えず、好きなようにお酒を飲み、好きなように食べていました。

「無意味だった」、夜だけでも抜いてみた炭水化物

三十路を過ぎると周りの友人も体形を気にし始めます。だから周りの人もダイエットを始めました。

王道だった「夜だけ炭水化物抜くだけダイエット」。昼はラーメンやチャーハンなど糖質たっぷりの定食、インドカレー店でチーズナンをたらふく食べて夜だけ炭水化物を抜くという食生活。おかずはいつもどおり、ないのは主食の「白ごはん」、それ以外は酒も飲むし、食べているものも揚げ物とかザラ。

でもドヤ顔で言っていました。「夜は炭水化物抜いてダイエットしているから」

今思えば、全く意味のないことだったと思いますが、あのときは本気で思っていました。「夜の炭水化物さえ抜けば痩せる」と。

現在の知識と経験から話すと「夜、炭水化物抜くだけで痩せる人」は存在します。ただそういう人はもともとお酒も飲まないし、食も細い人が「主食を抜くことでカロリー摂取量が減った、だから脂肪が減った」ということ。

大食漢な人間が、お茶碗１杯分の２５０キロカロリーほどを抜いたからといって、ほかの酒やらいろんなカロリーを積極的に削らなければ、痩せることはないと思います。

ジョギングを始めたけどつらすぎて続かない

夜、炭水化物抜くだけダイエットにまんまと失敗した僕は、「痩せるなら運動だな」と、ダイエットするときに誰もが通る道、ジョギングを始めました。

学生時代はスポーツマンだったこともあり、自分の限界に近い、年齢や体力に不相応なペースでジョギングをしました。息が上がり、絶望的に疲労がたまるジョギングをしていたのです。ジョギングを始めた当初はずっとつらかったのを覚えています。

確かに汗はたくさん出るし、体は熱くなるし「やっている感」は出ていました。ジョギングを開始してからの、筋肉痛を乗り越えたころになると、実際に走るペースも速くなり、このままジョギングを続けていけば本当に痩せるのでは?と思うくらい、ジョギングが楽しくなったように感じていました。

ただ残念なことに、梅雨の時期に3日ほど雨が降りジョギングに行けない日が続きました。その結果、雨がやんでも僕のジョギングへの熱が上がることはなく、気づけば習慣化できずに、ジョギングに行くことはなくなりました。

おそらく心の底では「いつかやめたい」ってずっと思っていたのだと思います。こうして僕のジョギングにより痩せるというミッションは失敗に終わります。

キックボクシングを始めるも大失敗！ 4キロ増量

このころは「痩せるなら絶対に運動が必要」という考えにとらわれていました。運動をしなければいけないと考えながらも、ジョギングをやめてしまった僕は、次なる「痩せる一手」を探していました。そんなときに自宅の近所を散歩していると「キックボクシングジム」の文字を発見。

格闘技なんてものとは無縁の生活をしてきましたが、「キックボクシング、痩せるって聞くし、強くなれるならいいかも！　しかも自宅から徒歩5分にあって絶対に続くだろう！」と安易な気持ちで、キックボクシングジムの門を叩きました。

週3で通い始めたキックボクシングジムは初心者歓迎、殺伐とした雰囲気もなく、やさしくパンチとキックの型を教えてくれて、軽いスパーリングなどのメニューをこなす程度。こなす程度と書きましたが、この練習の繰り返しがしんどい。体力を奪い、汗をかき、ジョギングしていたころよりもハードな運動になっていたのです。

しかし「キックボクシングが楽しい！」という気持ちが強く、まさかの1年間、通い続けることができたのです。

しかし僕はキックボクシングの1年で体重が一気に4キロ増え、人生最大の体重になりました。

あれだけハードな運動をこなし、汗をかき、どう考えても脂肪を燃やしていたであろうにもかかわらず、逆に脂肪を蓄え太っていたのです。

理由は簡単です。「運動をハードにしているから大丈夫」という考えから、安心しきって食べる量が増えていたのです。

練習が終わったあとはビールを飲み、好きなだけおかずを食べ、酔っぱらった勢いで〆のラーメンを食べる。キックボクシングをしているときは、いっさい食事に気はつかいませんでした。なぜなら「僕はハードな運動をしている」という自負があったから。

今でこそ「痩せるためには運動よりも食事」ということがわかっていますが、当時は「痩せるなら運動だ。そして僕は運動を頑張っている。だから食べても平気だ」という勘違いをしていたのです。

みなさんにお伝えしたいです。確かに運動は脂肪を燃やします、ただそれ以上のカロリーを摂取していた場合、むしろ太ります。というか、実は運動が減らしてくれる脂肪の量は、食事制限をすることで落とす脂肪の量よりも圧倒的に少ないです。

要は「運動はダイエットの手助けをしてくれる、だけど運動だけで痩せるのは効率が悪い」ということです。だから「痩せるなら運動だな」と考えている人は今すぐ見直しましょう。痩せるなら、まず食事制限からです。

人生のＭＡＸ体重へ到達。常に体調が悪くなってきた

そんなこんなで幾多のダイエット失敗を繰り返し、34歳で人生ＭＡＸの体重を達成してしまいました。ほんの４年前の30歳のときは60キロ台だったのに、一気に78キロまで体重が増えてしまったのです。

実はこのころから朝起きたときから夕方まで頭がボーッとすることが続き、「頭が働かない」という非効率な状態が続いていました。お酒を飲めば翌日に残りやすくなるし、朝は全く起きられなくなるという状態が多々生じていました。

太ってから、「確実に体調が悪い」ということを自覚していたのです。

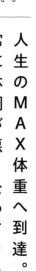

生まれてから一度も大病を患ったこともないし、体が超頑丈です。ブラック企業で働いているときも、同期が続々と体調不良をきたす中で、不調などいっさい起きませんでした。むしろ「風邪をひけば会社を休める」くらいの感覚でした。

そんな僕が、明らかに自分が不健康だと感じていました。しかも風邪などの病気のような感覚でなく、「なんかだるくてむくんで、ボーッとしている」みたいな感覚が毎日のように続いていたのです。

酒を飲めばすぐに二日酔いになり、次の日に残る。酒が抜けるまで若いころより時間がかかる、みたいなことが増えていきました。痩せようと決断をした34歳までの1年間に、その傾向はさらに強くなっていったのです。

ついに人間ドックで脂肪肝判明。本気でのダイエットを決意

体調のよくない日が続く中で、ちょうど人間ドックを受診するタイミングがありました。僕は健康診断でネガティブな評価をされたことはなく、基本オールAです（ブラック企業で働いているときに血圧だけが高かった）。

今回も「まあ、まだ若いし大丈夫だろう」と安心しきっていましたが、全く違う角度からネガティブな宣告をされました。僕はそのとき、初めての人間ドックで、血液検査以外の検査をたくさん受けました。

その中のひとつに「エコー検査」という、内臓の状態をエコーで検査してくれるものがあります。初めての経験であり、また自分の内臓の状態がエコーで見られるとい

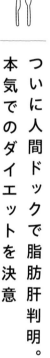

うことに新鮮さを感じていました。

「あ、脂肪肝ですね」

そのとき、検査をしてくれているお医者さんから「お酒飲みます？」と質問されたので、「はい、けっこう飲みますよー」といった軽い感じで返すと「脂肪肝ですね」と言われたのです。

「軽度な脂肪肝なので痩せてお酒を控えたらなくなります。安心してください」と言われたけれども、「脂肪肝ってなんやねん！」という気持ちでいろいろ調べると、「アルコール or 肥満により起こりがち」とのこと。

え、僕マジで太っているの!?　けっこうデブなの!?と自分が本当に太ってしまっていることを強く自覚しました。

自分が脂肪肝であるという事実に強いショックを受け、「このままではいかん……本気で痩せなければならない」と、ここで初めて本気でダイエットをすることを決意したのです。

月曜断食との出合い。1カ月で4キロ痩せるまで

「痩せよう」と心に決めてから僕は、「どうやって痩せよう？」ということを考えていました。しかし痩せる方法が全くわかりませんでした。そんなときに妻の実家に帰省したところ、妻の妹が10キロ痩せていました。

僕のデブ化と反比例するように痩せていました。なんと「10キロ痩せたとのこと」。家族が囲むダイニングテーブルで、気高く発表した、あのときのドヤ顔が忘れられないです。「達成感」が顔ににじみ出ていました。

義妹はイラストレーターを生業としていて「どっちかっていうとホンワカしている」タイプの女性。食べることが大好きで「よく食べる」。おいしいものに対して貪欲です。おいしそうに食べている姿を見ると癒やされます。

そんな義妹が10キロ痩せていたのです。

僕だって痩せたい。痩せねばならんのだ。ということで、僕は意を決して彼女に質問してみました。ダイエットの成功の秘訣を。僕もその方法論にあやかりたい。10キロ痩せたい。

「月曜断食です」と、本をくれました。

渡された本をペラペラめくり、読んでみると「月曜日は水分のみで何も食べずに、平日は良食、土日は美食で過ごす」という内容でした。月曜は何も食べず、平日は低糖質食、土日は手のひら2枚分であれば好きなもの食べていいよ、って内容のもの。

これならなんかできそう！ということで、毎日、麺類＋米類、夜はアルコールだった僕の暴飲暴食な食生活を、月曜断食で改めるダイエットを開始することにしました。

初日の断食はテンションも上がっているので、全然つらくなかったです。

「おなかすいたな」って感覚はあったけど、「もうやめたい」っていう感覚はゼロに等しかったです。こうして僕の月曜断食初日は終わりました。

2日目、月曜断食には「ごはんなどの主食を控える」というルールがありました。今でこそ僕のルーチンになった「低糖質な食事」ですが、このときは驚きました。

「主食を食べずに何を食べろと？」

それまで毎日ラーメンやチャーハンのような炭水化物まみれの食生活をしていた僕からすると、何を食べるか？というのは相当難儀な課題でした。最初はメニュー選びに悩みました。

肉と野菜と魚のみ。大好きだった「米」と「麺」はなし。何を食べようか？　悩み悩んだ挙げ句、頼ったのが「コンビニキャベツとフランクフルト」でした。コンビニキャベツとフランクフルトのセットを延々と食べていました。

1週間ほど「野菜と肉だけの極端な生活で腹八分目にする」という食事を繰り返し、月曜断食のルールに則っていれば、本来であれば土日は好きなものを手のひら2枚分食べていい日ですが、「せっかくだから土日も頑張ろう」と、土日もフランクフルトとキャベツで過ごしました。

そして1週間経過した月曜日。体重計は、78キロ→75キロを指していました。3キロ減です。思わずガッツポーズをしてしまったことを覚えています（笑）。

キックボクシングでTシャツ1枚、絞れるほどの汗をかいても「運動しているから」という免罪符を手に、好きなだけ食べてダイエットを失敗したこととか、夜だけ炭水化物ダイエットをして全く痩せなかったこととか、何度もダイエットに失敗し続けている僕が、すごくわかりやすく痩せていたのです。

炭水化物の食生活によって、水分にまみれた僕の体から水分が抜けただけではあるものの、やはり3キロ痩せたというインパクトは相当大きかったです。この短期的な体重の減少は本当にモチベーションが上がりました。

糖質制限へのシフト。6カ月で7キロ痩せるまで

月曜断食は2週目を迎え、3週目を迎え、毎週月曜に断食をしていて順調に体重は減り、1カ月ではトータルで4キロ減りました。しかしここで問題が発生しました。月曜の断食がつらくなってしまったのです。

月曜断食は体重が確かに落ちたので続けたいところではあったのですが、3週目の断食で、「これはつらい、ちょっと続けられない……」ってなりました。

しかし、ここで月曜断食を終えたらまたダイエットが失敗に終わってしまう。なんとしても、それだけは避けなければ。でも続けるのがつらくなってきた、となった私は、「月曜断食でなぜ痩せた?」と考えました。

運動しても痩せなかったのに、月曜断食はなんでこんな簡単に痩せることができたのだろう？　月曜断食を分解していくと、「月曜断食」「平日は良食」「土日は手のひら2枚分を好きに食べる」。この3つの習慣のどこかに痩せる要因があるはず。

そう思ったので断食ではなく「平日の良食」に目を向けてみました。よくよく調べてみると、月曜断食に書かれている平日の良食には主食がなかったのです。

カロリー制限なのかな？と最初は思ったのですが、実はカロリーではなく圧倒的に「糖質が少ない」食事だったのです。

「糖質を抑えたら痩せるのでは？」と思い、いろんなダイエット書籍や文献を調べると「糖質制限」という言葉に出合いました。さらに調べていく中で「断食はやったほうがいいけど、やらなくても痩せられそう」ということで、月曜の断食はやめてダイエット2カ月目から「徹底した糖質制限」を開始しました（のちにこの生活がケトジェニックダイエットということを知る）。

糖質制限は主食を抜き、調味料にも含まれる糖質にも若干気をつかいながら、食事からの糖質摂取を控え、腹八分目で過ごす、という日々を送りました。

ストレスもなく続けることができたのですが、なんと3カ月で7キロ痩せていたのです。体重計は開始当初の78キロから71キロまで落ちていました。

食事への意識が改善され「何を食べるべきか？」がわかる状態に

3カ月で7キロを落としてからは、ラーメンやパスタなどの炭水化物も解禁していました。もちろんダイエット前のように、「大量に食べる」「毎日食べる」などの習慣はやめて、週に1回「おいしいもの」として好んで食べるようになりました。

糖質制限ダイエットを開始してから一番のメリットは「自分が何を食べているか?」ということを強く意識するようになり、食べるものの栄養バランスを調べて「これは食べるべきか? 大丈夫かな?」みたいな意識改革が起きたことでした。

ダイエット前は「主食が太る原因」なんて考えなかったです。しかし、人間はなぜ太るのか?のメカニズムが把握できてからは、栄養バランスから、自分の食べることでの幸福度と何も考えずに食べたあとの未来の幸福度を比較して食べるようになりました。

食生活は一生続きます。

しかし太ってしまった人は食事内容が間違っているから脂肪を蓄えてしまっているのです。「今の食生活で痩せることはない」のです。運動をしたとしても、思ったとおりの理想の体形になることはないです。

だから「太らない一生続けられる食生活」を考えて、それを継続することがリバウンドもしないし、痩せる唯一の秘訣です。月曜断食と糖質制限で得られたのは、「自分が何を食べているのか？」と強く意識する習慣です。

その習慣や1000人を超える方々の食生活を見ていく中で、本当に効果があり、誰にでも再現でき、継続できる方法論として考えたのが「糖質デトックス」です。いま、僕のダイエットアドバイスは糖質デトックスを軸として行っています。

1年で10キロ痩せて リバウンドいっさいなし

そんなこんなで、3カ月で7キロ落ちた段階で「自分は何を食べているか？」を意識し、食べるものを選ぶようになりました。糖質が多すぎないものを選ぶようになりました。そうするとその後の半年で3キロほど減量できたのです（お酒を飲みながらでも）。

こうして1年で10キロ痩せることができました。
僕は10キロ痩せてからはリバウンドをいっさいしていません。
お酒も飲むし、たまに暴飲暴食もします。しかし34歳で10キロ痩せてから38歳の4年間、一度もリバウンドをしていません。

理由は簡単で、ダイエットを習慣化できたからです。

繰り返しになりますが、食生活は一生続きます。その食生活の中で、「太る食生活」「痩せる食生活」「太らない食生活」があり、それを選択するのは無意識下における自分です。

リバウンドがない理由は、好きに食べても太らないラインを抑えているからであり、

● 太り始めを感じたら断食などで調整

● 普段は基本的に節制をした食生活をしてメリハリをつける
を徹底しているからです。

リバウンドをする理由は簡単で、「痩せたからといって、太っているころの食生活に戻せば確実に太るから」。だからリバウンドするのです。

痩せた方法が糖質制限だろうとカロリー制限だろうと、もともと太るほど食べていたから太ったのであって、痩せたあとに、太っていたころの食生活を繰り返せば確実にリバウンドします。だから太らない食生活を考えて、一生続ける必要があるのです。

集中力を上げる食事術。仕事中に眠くならない方法

ダイエット成功の恩恵は体重が落ちたこと、脂肪肝が消えたこと、が挙げられます。しかし実は、「痩せた」という事実より、食生活は仕事のパフォーマンスに直結し、QOL（Quality Of Life／生活の質）を向上させるにも役立つということです。

集中力の継続に役立った。

「昼食後に眠くなったからシエスタする」ってやったことないですか？　僕はあります。13時ごろにラーメンやチャーハンを食べ、16時ごろに眠くなり、18時まで使い物にならないまま、なんとなく仕事をしている状態に、僕はよくなりました。仕事した気になってました。

しかし、糖質デトックスを始めてから、食後に眠くなるということがなくなりました。1日2時間ほど眠くなりながらダラダラ仕事していたのが、月間20日働くとして40時間の時間が浮くことになります。長時間働けるので、間違いなく仕事のパフォーマンスは上がります。

現に僕は、仕事のパフォーマンスが上がり、自分が経営している会社の売り上げが300%ほど成長しました。単純に「働ける時間が延びる」ことで、仕事のパフォーマンスが上がったという話です。

朝の目覚めがスッキリ！目覚まし時計が不要に

また、痩せて食生活を変えてから、朝の目覚めが格段に変わりました。目覚まし時計が鳴る前に起きられるようになったのです。それまでは二度寝は当たり前、ひとり法人なので、できれば10時まで寝ていたい、寝ていよう、みたいな生活だったにもかかわらず、朝にスパッと起きられるようになりました。

眠けなどもいっさいありません。ショートスリーパーになったわけでなく毎日6～7時間は寝ているのですが、朝のスタートが早まりました。今では毎日7時に起きて5分後からデスクに向かい仕事をしています。全く苦痛はありません。

痩せる前は自分の人生の時間に「ぼやっとした非効率な時間」がありましたが、正しい食生活を継続してからは、この時間が大きく削減されました。時間を効率的に使えるようになったことで、自分の人生の質も高まりました。

10キロもの体重が減ったものの運動不足は否めません。ということで、ジョギングを開始しました。少し走って息が上がったら、歩き、また息が整ってきたら、走り出すという、ダラッとしたジョギングを開始しました。今回は体に負荷をかけて痩せようとするではなく、「ジョギングを習慣化させる」ことを目的としたジョギングです。

なので「習慣化を重視」するため、1日にやることのハードルを思いっきり下げました。最初のころはジョギングと言いつつ、毎朝30分の時間のうち20分は歩いていたと思います。

そんなジョギングを習慣化していくにつれて、負荷に体は慣れてきます。慣れてくるとハードルを少し上げても全く苦痛にはなりません。

そんな形で無理のないジョギングを30分継続することで、習慣化し、徐々に負荷を上げてもつらくなくなり、30分5キロメートルのペースを毎朝走れるようになりました。

最初にジョギングをしたときには継続できなかったことが、今では2年近く継続することができています。

体調・体重・マインド。生活すべてにおいて好転

ここまでが僕が太ってダイエットの失敗を繰り返し、脂肪肝を指摘されるまで太り、必死に勉強した結果10キロ痩せることができた、さらに体調やマインドまでもガラッと変わったという話です。

これらの経験から「ダイエットは人生を変える力がある」と僕は心底考えています。

ダイエットは「○○だけで痩せる」などのわかりやすいキャッチーなものが流行していますが、脂肪を燃やして減量をするということは、栄養と体の代謝の総合戦なので、「○○をすればOK」なんてことはありえません。

逆にその手法論にとらわれて、短期的に減量に成功したものの、リバウンドをしてしまって、「あの努力はなんだったのだ……」となる人を数多く見てきました。

しかし「正しいダイエットの知識」を身につけられれば一生リバウンドをすることもなく、さらに健康的で、仕事や生活のパフォーマンスを向上させることができます。

誤解を恐れずに言えば、ダイエットは一生涯やるものなのです。

おわりに

「社会の脂肪を減らす」

このコンセプトをもって僕は活動しています。世界を大きく変えることはできませんが、自分の手の届く範囲で関わってくれた人の体脂肪を減らしていく。痩せてもらう。小さな変化かもしれませんが、それならできます。

体脂肪が多いことは、さまざまな疾患リスクを高めます。だから、痩せられる人を増やすことは疾患リスクを下げることで、未来の医療費の削減につながると考えています。

ダイエット成功者が増えるのは、社会的にとても有意義なこと。僕は人のダイエットの成功に貢献することで社会に有意義な影響を与えていると考えて、日々頑張って活動をしています。

僕自身が3年前に10キロ瘦せて、「食事を変えるだけで、人生ってこんなに変わるんだ！」と感動したことを覚えています。その感動経験を、1人でも多くの方にシェアしたいと思って『10キロ瘦せて仕事効率も上がる糖質デトックス』を書かせていただきました。

世の中にたくさんのダイエットや健康に関する書籍はありますが、自分にとっての正解は自身で見つける以外にありません。そんな中、本書がダイエットや体質改善、健康のために瘦せたい方々のお役に立てたらうれしいです。

僕はダイエットしたいと願う方が1人でも多く成功できるようお手伝いしたいと考えています。もしダイエットに悩む方がいたら気軽にご相談ください。

三浦卓也

口徹／光文社
58『人類最強の『糖質制限』論 ケトン体を味方にして痩せる、健康になる』 江部康二／SBクリエイティブ
59『腹いっぱい食べて楽々痩せる『満腹ダイエット』肉を食べても酒を飲んでも運動しなくても確実に痩せる！』 江部康二／SBクリエイティブ
60『内臓脂肪がストン！と落ちる食事術』 江部康二／ダイヤモンド社
61『男・50代からの糖質制限 ストーリーで学べる最強の食事法』 江部康二／東洋経済新報社
62『THE デブ脳』 工藤孝文／エイ出版社
63『人生が変わるホルモンコントロール術 はたらくホルモン 朝1杯の牛乳が夜の睡眠を変える』 工藤孝文／講談社
64『元デブ医者が教える おいしく飲んでみるみるやせる緑茶コーヒーダイエット』 工藤孝文／日本実業出版社
65『明日からときめくダイエット心理学：DIET×PSYCHOLOGY』 九条 圭／Next Publishing Authors Press
66『運動ゼロ空腹ゼロでもみるみる痩せる ガチ速"脂"ダイエット』 金森茂樹／扶桑社
67『なぜあなたは食べ過ぎてしまうのか 成功率9割以上の肥満専門外来が教えるダイエットの心理学』 岡嵜順子／講談社
68『本当は怖い「糖質制限」』 岡本卓／祥伝社
69『うちの夫が糖尿病になっちゃった! ズボラ夫が血糖値を下げた方法』 マルコ／日本実業出版社
70『GENIUS LIFE ジーニアス・ライフ 万全の体調で生き抜く力』 マックス・ルガヴェア／東洋経済新報社
71『食事のせいで死なないために［食材別編］スーパーフードと最新科学であなたを守る、最強の栄養学』 マイケル・グレガー／NHK出版
72『アメリカの名医が教える内臓脂肪が落ちる究極の食事』 マーク・ハイマン／SB クリエイティブ
73『朝食はからだに悪い』 テレンス・キーリー／ダイヤモンド社
74『LIFESPAN(ライフスパン)：老いなき世界』 デビッド・A・シンクレア／東洋経済新報社
75『HEAD STRONG シリコンバレー式頭がよくなる全技術』 デイヴ・アスプリー／ダイヤモンド社
76『シリコンバレー式 自分を変える最強の食事』 デイヴ・アスプリー／ダイヤモンド社
77『科学者たちが語る食欲』 デイヴィッド・ローベンハイマー／サンマーク出版
78『やせたければ脂肪をたくさんとりなさい』 ジョン・ブリファ／朝日新聞出版
79『科学でわかった正しい健康法』 ジェフ・ウィルザー／大和書房
80『トロントの医師が教える 世界最新の太らない体』 ジェイソン・ファン／サンマーク出版
81『THE EAT 人生が劇的に変わる驚異の食事術』 アイザック・H・ジョーンズ／扶桑社
82『WHOLE がんとあらゆる生活習慣病を予防する最先端栄養学』 T・コリン・キャンベル／ユサブル
83『低炭水化物ダイエットへの警鐘』 T・コリン・キャンベル／評言社
84『ウィルパワーダイエット ダイエットという自分との心理戦に勝つ方法』 メンタリストDaiGo／マガジンハウス
85『最高のパフォーマンスを実現する超健康法』 メンタリストDaiGo／PHP研究所
86『短期間で"よい習慣"が身につき、人生が思い通りになる！ 超習慣術』 メンタリストDaiGo／ゴマブックス
87『眠れなくなるほど面白い体脂肪の話』 土田隆／日本文芸社
88『眠れなくなるほど面白い 図解 内臓脂肪の話』 栗原毅／日本文芸社
89『眠れなくなるほど面白い栄養素の話』 牧野直子／日本文芸社
90『眠れなくなるほど面白いたんぱく質の話』 藤田聡／日本文芸社
91『眠れなくなるほど面白い糖質の話』 牧田善二／日本文芸社
92『眠れなくなるほど面白い 図解 脂質の話』 守口徹／日本文芸社
93『チャイナ・スタディー 葬られた「第二のマクガバン報告」』 T・コリン・キャンベル／グスコー出版
94『フィット・フォー・ライフ 健康長寿には「不滅の原則」があった!』 ハーヴィー・ダイアモンド／グスコー出版
95『ケトタリアン』 ウィル・コール／IMK Books
96『FIGHT CANCER WITH KETOGENIC』 エレン・デイヴィス
97『果糖中毒 19億人が太り過ぎの世界はどのように生まれたのか?』 ロバート・H・ラスティグ／ダイヤモンド社
98『3週間で身体と心が劇的に変わる 最強ボーンブロス(骨スープ)食事術』 ケリアン・ペトルッチ／集英社
99『忙しい人のための代謝学 ミトコンドリアがわかれば代謝がわかる』 田中文彦／羊土社
100『代謝がすべて やせる・老いない・免疫力を上げる』 池谷敏郎／KADOKAWA
101『50歳を過ぎても体脂肪率10％の名医が教える内臓脂肪を落とす最強メソッド』 池谷敏郎／東洋経済新報社
102『最強の栄養療法「オーソモレキュラー」医学入門』 溝口徹／光文社
103『月曜断食「究極の健康法」でみるみる痩せる！』 関口賢／文藝春秋
104『予約の取れない女性専門トレーナーが教える筋トレなし、食べてやせる！ 神やせ7日間ダイエット』 石本哲郎／KADOKAWA
105「The American journal of clinical nutrition」Long-term weight loss maintenance(2005)
106「International journal of food sciences and nutrition」Effects of a soybean nutrition bar on the postprandial blood glucose and lipid levels in patients with diabetes mellitus(2012)
107「European journal of clinical nutrition」The effects of partial sleep deprivation on energy balance: a systematic review and meta-analysis(2016-2017)
108「Journal of personality and social psychology」The taming of desire: Unspecific postponement reduces desire for and consumption of postponed temptations(2016)

参考文献

1『食欲の科学』 櫻井武／講談社

2『新装版　パレオダイエットの教科書』 鈴木祐／扶桑社

3『最高の体調』 鈴木祐／クロスメディア・パブリッシング(インプレス)

4『食べる投資 ～ハーバードが教える世界最高の食事術～』 満尾正／アチーブメント出版

5『世界の最新医学が証明した 長生きする食事』 満尾正／アチーブメント出版

6『世界最新の医療データが示す最強の食事術　～ハーバードの栄養学に学ぶ究極の「健康資産」の作り方～』 満尾正／小学館

7『ケトン体質ダイエットコーチ 麻生れいみ式 ロカボダイエット - 1週間だけ本気出して、スルッと20キロ減!』 麻生れいみ／ワニブックス

8『脂肪と疲労をためるジェットコースター血糖の恐怖 人生が変わる一週間断糖プログラム』 麻生れいみ／講談社

9『オイルをたせば脂肪が燃える! 麻生れいみ式ケトンアダプト食事法』 麻生れいみ／主婦の友社

10『医者が教えるダイエット 最強の教科書 20万人を診てわかった医学的に正しいやせ方』 牧田善二／ダイヤモンド社

11『医者が教える食事術2 実践バイブル 20万人を診てわかった医学的に正しい食べ方70』 牧田善二／ダイヤモンド社

12『マンガで卒デブ 40kgやせ ちゃんと食べて生まれ変わるダイエット』 比嘉直子／主婦の友社

13『体が生まれ変わる「ケトン体」食事法: 太らない、疲れない、老けない――体と頭を「糖化」させるな』 白澤卓二／三笠書房

14『いちばんやさしいケトジェニックダイエットの教科書』 白澤卓二／主婦の友社

15『最短で効く! 遺伝子タイプ別ダイエット 自分の「遺伝子型」を知れば、痩せられる』 白澤卓二／SBクリエイティブ

16『世界のエグゼクティブを変えた超一流の食事術』アイザック・H・ジョーンズ著 、白澤卓二監修／サンマーク出版

17『あなたを生かす油 ダメにする油 ココナッツオイルの使い方は8割が間違い』 白澤卓二／KADOKAWA

18『ヤセたければ、腸内「デブ菌」を減らしなさい! 2週間で腸が変わる最強ダイエットフード10』 藤田紘一郎／ワニブックス

19『うつ消しごはん タンパク質と鉄をたっぷり摂れば心と体はみるみる軽くなる！』 藤川徳美／方丈社

20『心と体を強くする！ メガビタミン健康法』 藤川徳美／方丈社

21『医師や薬に頼らない! すべての不調は自分で治せる』 藤川徳美／方丈社

22『「空腹」こそ最強のクスリ』 青木厚／アスコム

23『肉・卵・チーズMEC食で ボケない 老けない疲れない! 4000人がやせて健康に!』 渡辺信幸／主婦の友社

24『世界一シンプルで科学的に証明された究極の食事』 津川友介／東洋経済新報社

25『食べても太らず、免疫力がつく食事法』 石黒成治／クロスメディア・パブリッシング(インプレス)

26『医師がすすめる 少食ライフ』 石黒成治／クロスメディア・パブリッシング(インプレス)

27『タンパク質はすごい! 心と体の健康をつくるタンパク質の秘密』 石浦章一／技術評論社

28『スタンフォード式 最高の睡眠』 西野精治／サンマーク出版

29『眠れなくなるほど面白い 図解 睡眠の話』 西野精治／日本文芸社

30『1年で14キロ痩せた医師が教える 医学的に内臓脂肪を落とす方法』 水野雅登／エクスナレッジ

31『薬に頼らず血糖値を下げる方法』 水野雅登／アチーブメント出版

32『糖質オフ大全科』 水野雅登／主婦の友社

33『最強の糖質制限ガイドブック』 水野雅登／アチーブメント出版

34『細胞が自分を食べるオートファジーの教科書』 水島昇／PHP研究所

35『血管を強くするおいしいレシピつき 図解でわかる動脈硬化・コレステロール』 白井厚治、大越郷子／主婦の友社

36『運動指導者が断言! ダイエットは運動1割、食事9割 [決定版]』 森拓郎／ディスカバー・トゥエンティワン

37『「年齢とともにヤセにくくなった」と思う人ほど成功する　食事10割で代謝を上げる』 森拓郎／ワニブックス

38『眠れなくなるほど面白い 図解 自律神経の話：自律神経のギモンを専門医がすべて解説! 』 小林弘幸／日本文芸社

39『最強の油・MCTオイルで病気知らずの体になる！認知症、糖尿病、うつ病予防&ダイエット効果も』 宗田哲男／河出書房新社

40『ケトン体が人類を救う 糖質制限でなぜ健康になるのか～』 宗田哲男／光文社

41『「ケトン体」こそ人類史上、最強の薬である 病気にならない体へ変わる“正しい糖質制限”』 宗田哲男／カンゼン

42『甘いもの中毒 私たちを蝕む「マイルド・ドラッグ」の正体』 宗田哲男／朝日新聞出版

43『まんが ケトン体入門 糖質制限をするとなぜ健康になるのか』 おちゃずけ、宗田哲男／光文社

44『ダイエットの理論と実践』 山本義徳 Next Publishing Authors Press

45『糖質制限の真実 日本人を救う革命的食事法ロカボのすべて』 山田悟／幻冬舎

46『カロリー制限の大罪』 山田悟／幻冬舎

47『高タンパク健康法』 三石巌／阿部出版

48『分子栄養学のすすめ』 三石巌／阿部出版

49『ビタミンC健康法』 三石巌／阿部出版

50『老化と活性酸素』 三石巌／阿部出版

51『糖質制限+肉食でケトン体回路を回し健康的に痩せる! ケトジェニックダイエット』 斎藤糧三／講談社

52『腹いっぱい肉を食べて1週間5kg減! ケトジェニック・ダイエット』 斎藤糧三／SBクリエイティブ

53『体内年齢がよみがえる科学 ケトン体革命―究極のアンチエイジング理論―』 佐藤拓己／エール出版社

54『佐々木敏のデータ栄養学のすすめ』 佐々木敏／女子栄養大学出版部

55『わかりやすいEBNと栄養疫学』 佐々木敏／同文書院

56『奇跡が起きる半日断食』 甲田光雄／マキノ出版

57『最強の栄養療法「オーソモレキュラー」入門』 溝

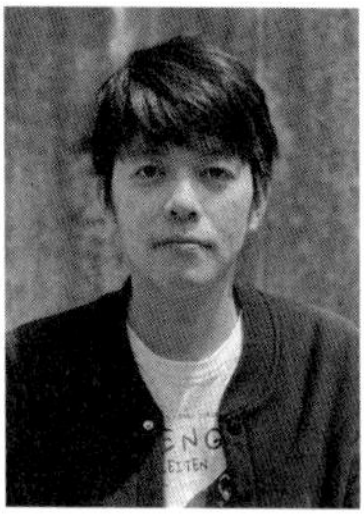

三浦卓也 Takuya Miura

ダイエット研究家。健康食品屋ミウラタクヤ商店の店主。34歳のときに人間ドックで脂肪肝と診断され、減量を決意。食事改善のみのダイエットによって1年で10キロの減量に成功する。痩せた経験を基に1000人以上にダイエットコンサルティングを行う。また、ダイエットの影響により、仕事でも成果が出る。結果、ビジネス書籍を出版。著書に『ひとりEC 個人でも売上を大きく伸ばせるネットショップ運営術』（インプレス）、『Shopify運用大全 最先端ECサイトを成功に導く81の活用法』（共著・インプレス）がある。LINEでのダイエット相談も受けつけている。

[公式LINE]　[instagram]

STAFF

装丁・本文デザイン　明昌堂

編集担当　浅見悦子（主婦の友社）

10キロ痩《や》せて仕事効率《しごとこうりつ》も上《あ》がる糖質《とうしつ》デトックス

令和5年1月31日　第１刷発行

著　者　三浦卓也《みうらたくや》

発行者　平野健一

発行所　株式会社主婦の友社

〒141-0021　東京都品川区上大崎3-1-1 目黒セントラルスクエア

電話（編集）03-5280-7537

（販売）03-5280-7551

印刷所　大日本印刷株式会社

ISBN978-4-07-453428-9
